Dr Raymond Petit

De la Faculté de Paris
Ancien interne des Hôpitaux de Paris

De la tuberculose

des

ganglions du cou

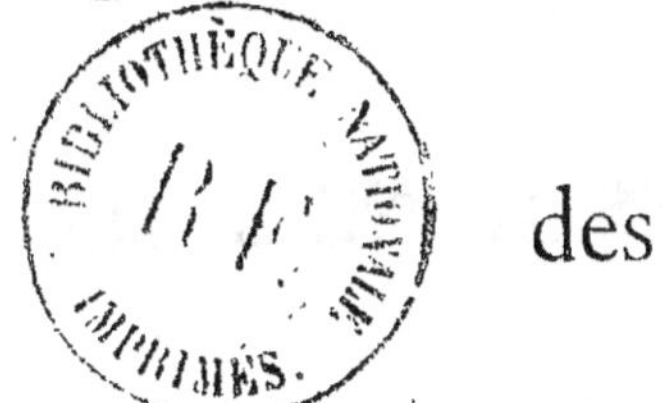

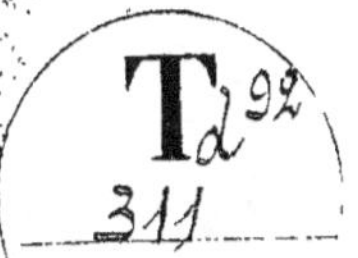

DE LA

TUBERCULOSE DES GANGLIONS

Du cou

Dᵣ Raymond Petit

De la Faculté de Paris
Ancien interne des Hôpitaux de Paris

De la tuberculose

des

ganglions du cou

Paris, FÉLIX ALCAN, éditeur, 1897

M. LE PROFESSEUR LE DENTU

Chirurgien des Hôpitaux
Membre de l'Académie de médecine
Chevalier de la Légion d'honneur

TABLE DES MATIÈRES

Chapitre V

Chapitre VI

Chapitre VII

TUBERCULOSE DES GANGLIONS DU COU

INTRODUCTION

Les adénites cervicales chroniques, décrites par les auteurs sous les noms divers d'écrouelles, de ganglions strumeux, de scrofulomes, etc..., ont soulevé de nombreuses discussions. Si les données fournies par la bactériologie et l'expérimentation d'une part, par l'histologie d'autre part, ont fait faire à cette question un grand pas, il n'en est pas moins vrai que la discussion reste encore ouverte. S'agit-il de ganglions tuberculeux? la scrofule et la tuberculose ganglionnaire sont-elles définitivement une seule et même affection? sinon, quelle est la limite entre l'une et l'autre.

Ce point important est aujourd'hui à peu près résolu, et presque tous les auteurs admettent actuellement l'identité des ganglions scrofuleux et tuberculeux ; cependant il faut reconnaître qu'il existe quelques cas, bien étudiés et nettement établis, dans lesquels les recherches bactério-

logiques et expérimentales n'ont pas permis d'affirmer la
nature tuberculeuse des adénites.

Cette question, sur laquelle on a tant écrit jusqu'à ce
jour, nous a paru intéressante à reprendre ; ce n'est pas
que nous ayons la prétention de modifier beaucoup ce
qui a été dit sur ce sujet ; mais on ne saurait accumuler
trop de faits pour arriver à démontrer la nature d'une
affection qui a soulevé tant de controverses.

C'est sur le conseil de notre savant maître M. le professeur Lannelongue que nous en avons entrepris l'étude. Malgré près de deux années de labeur, nous sommes
loin d'avoir épuisé ce vaste et intéressant sujet. Aussi
nous proposons-nous de l'approfondir par la suite.

Notre travail est basé sur 52 cas recueillis pour la plupart
dans le service de clinique chirurgicale de l'hôpital Necker.
Notre excellent maître, M. le professeur Le Dentu, a
bien voulu nous confier le soin de l'intervention chez ces
malades. Nous avons ainsi pu mettre à profit des pièces
anatomiques absolument fraîches, à l'abri de toute con-
tamination et faire nos expérimentations, nos recherches
bactériologiques et histologiques à l'Institut Pasteur
dans les conditions les plus favorables.

En reprenant cette question, notre but est donc simplement de contribuer à montrer la nature de la maladie,
ses causes et son évolution, et d'en déduire le mode de
traitement qu'il convient de lui opposer.

Qu'il nous soit d'abord permis d'exprimer notre reconnaissance à tous nos maîtres et à tous ceux qui ont
bien voulu nous aider de leurs précieux conseils dans ce
travail.

Tout d'abord, à mon père, M. le Dr Raymond Petit, professeur à l'Ecole de Médecine de Rennes, j'adresse l'hommage de ma filiale reconnaissance. C'est lui qui fut notre premier maître et nous n'oublierons jamais la façon large et élevée dont il nous a appris à envisager la médecine dès le début de nos études. A l'Ecole de Rennes, nous avons été l'élève de MM. les Drs Delacour, Dayot et Regnault ; qu'ils soient assurés de notre reconnaissance.

Nous avons eu l'honneur d'être l'externe de M. le Dr Ferrand à l'hôpital Laënnec (1892-1893) et nous ne saurions oublier l'amabilité avec laquelle il nous a accueilli.

En 1893-1894, nous avons été l'interne de M. le Dr Jules Voisin à la Salpêtrière ; il a été plus qu'un maître pour nous et il a bien voulu nous permettre de collaborer à quelques-uns de ses travaux ; il sait toute la reconnaissance que nous lui gardons.

Que M. le Dr Fernet, dont nous avons été l'interne à l'hôpital Beaujon en 1894-1895, soit assuré de notre respectueux attachement.

M. le Dr Lermoyez, médecin des hôpitaux, a été quelques mois seulement notre maître ; nous tenons à lui adresser tous nos remerciements pour ses aimables conseils.

Nous adressons enfin un respectueux hommage à la mémoire de M. Després notre regretté maître.

Que M. le professeur Farabeuf accepte aussi tous nos remerciements pour les savants conseils qu'il a bien voulu nous donner pour l'injection des lymphatiques.

En 1895-1896, nous avons eu l'honneur d'être l'interne

de M. le professeur Lannelongue, et nous n'oublierons jamais ses vivantes cliniques du mercredi à l'hôpital Trousseau. Nous avons eu en même temps pour maître M. le Dr Broca, professeur agrégé ; il a été pour nous tout à la fois un maître et un ami, car en maintes circonstances il nous a prouvé son dévouement ; c'est à lui que nous devons en particulier d'avoir appris l'extirpation des ganglions du cou. Il a tous les droits à notre reconnaissance et nous lui sommes profondément attaché.

C'est dans le service de M. le professeur Le Dentu que nous avons terminé notre internat. Nous ne saurions trop le remercier de ses savants enseignements cliniques, de ses précieux conseils et aussi de l'intérêt qu'il nous a toujours témoigné.

Nous n'oublierons pas le grand honneur qu'il nous fait en acceptant la présidence de notre thèse.

Nous tenons aussi à exprimer notre reconnaissance à nos autres maîtres ; à M. le Dr Poirier, professeur agrégé, sous la direction duquel nous avons pu travailler à l'Ecole pratique : à MM. les Drs Tuffier, Lyot, et Mauclaire, chirurgiens des hôpitaux.

Que M. le professeur Chantemesse et MM. Gombault, Achard et Guinon veuillent bien aussi agréer l'hommage de notre gratitude.

Après nos maîtres des hôpitaux nous tenons à remercier particulièrement M. le Dr Metchnikoff, de l'Institut Pasteur, qui nous a ouvert son laboratoire et prodigué ses conseils éclairés. M. le Dr Marmorek sait aussi notre gratitude pour la façon tout amicale dont il nous a aidé dans nos recherches.

CHAPITRE PREMIER

DISPOSITION ANATOMIQUE DES GANGLIONS CERVICAUX ET DE LEURS TERRITOIRES LYMPHATIQUES

Avant d'aborder l'étude des adénites cervicales, nous devons jeter un coup d'œil sur la topographie des ganglions lymphatiques du cou et des territoires lymphatiques auxquels ils répondent.

Ce point d'anatomie qui a été étudié spécialement par plusieurs auteurs, reste encore néanmoins incomplètement connu. La plupart des anatomistes sont du reste assez brefs dans les descriptions qu'ils donnent des ganglions cervicaux.

C'est pourquoi, sous la savante direction de M. le professeur Farabeuf et aidé de ses conseils expérimentés, nous avons essayé nous-même de pratiquer des injections de ces vaisseaux lymphatiques. Nous avons choisi pour faire ces injections des cadavres d'enfants mort-nés ou de fœtus expulsés près du terme de la grossesse, afin de nous trouver autant que possible en présence de voies lymphatiques normales et sur lesquelles les inflammations diverses n'aient pas encore pu agir ; ces inflammations sont évidemment susceptibles de modifier la disposition normale des réseaux lymphatiques.

Ce point d'anatomie spécial nous a paru mériter d'autant plus d'attention et présenter d'autant plus d'intérèt qu'il permet de déterminer les portes d'entrées probables de l'infection suivant le siège des ganglions atteints ; il permet aussi d'étudier les voies de communication entre les divers groupes ganglionnaires : enfin il montre le siège exact des glandes lymphatiques du cou et leurs rapports avec les organes de la région, ce qui est d'une importance capitale dans les cas d'adénites chroniques en particulier : grâce à ces connaissances, en effet, on pourra faire une opération rapide, sûre et complète.

Technique des injections lymphatiques.

Les injections des vaisseaux lymphatiques doivent être faites sur des cadavres choisis ; il faut s'adresser à des sujets jeunes, afin de pouvoir se rendre compte de la situation des ganglions, des canaux de la lymphe et des communications normales qui existent entre ces canaux et les ganglions : enfin il faut de tels sujets pour bien voir les territoires que dessert spécialement chaque groupe ganglionnaire.

Il faut aussi que les corps soient maigres, parce que la surcharge graisseuse oblige à une dissection longue et pénible et masque les lymphatiques au moment de l'injection, au point qu'on ne sait parfois si le liquide a passé ou non.

Pour toutes ces raisons, nous avons tenté d'injecter les voies lymphatiques de la tête, de la face et du cou sur des enfants mort-nés ou des fœtus expulsés près du terme, car sur de tels sujets on a plus de chances de ne pas rencontrer des vaisseaux lymphatiques altérés ou même oblitérés complètement par suite d'infections anciennes et d'inflammations consécutives. Lorsque les voies lymphatiques ont été ainsi oblitérées par place, il est facile de concevoir que l'injection devra suivre des voies détournées pour pénétrer d'un point à un autre, ou même qu'elle pourra devenir tout à fait impossible dans certaines parties.

Le sujet étant choisi dans ces conditions, il est bon de commencer, suivant le conseil de Sappey, par faire une injection dans les vaisseaux sanguins avec une solution d'acide arsénieux. Ensuite on abandonne le cadavre pendant un certain temps, variable suivant la saison ; l'été est l'époque la plus propice. On est averti que l'injection des lymphatiques peut être commencée avec chances de succès, lorsque l'épiderme des pieds et des mains commence à se soulever et se laisse enlever par lambeaux.

Sappey dit que la saison des grandes chaleurs est la plus favorable, parce que sous l'influence des températures élevées les vaisseaux lymphatiques se remplissent parfois de gaz qui facilitent la progression du mercure dans leur lumière.

La putréfaction, dit cet auteur, est aussi utile pour les injections, car la pullulation microbienne dans la lymphe permet le passage plus facile de l'injection, surtout dans les réseaux ; mais il ne la faut pourtant pas trop avancée car elle rendrait trop fragiles les parois des troncs qui se déchireraient sous la pression du métal avec la plus grande facilité.

Plusieurs fois nous avons essayé de faire des injections des voies lymphatiques sur des sujets frais : jamais nous n'avons pu y parvenir. La masse d'injection ne pénétrait pas la plupart du temps, ou s'arrêtait après avoir rempli de courts tronçons lympathiques. Que si l'on pousse alors l'injection avec plus de force pour vaincre la résistance on ne réussit qu'à rompre la paroi fragile des vaisseaux, et le mercure passe alors dans les mailles du tissu cellulaire.

Le meilleur mode d'injection lymphatique, disent les auteurs, est l'injection au mercure, c'est du reste la seule que nous ayons essayée. Nous ne pouvons la comparer aux autres que d'après l'opinion de nos ancêtres.

Voici les divers procédés qui ont été employés : d'abord on a essayé d'injecter les lymphatiques en poussant des injections dans les vaisseaux sanguins ; mais ce procédé n'a pas donné de résultats. Lacauchie a pu cependant injecter quelques-uns de ces vaisseaux en poussant avec force de l'eau ou une solution saline dans les artères. En se basant sur ces observations, Doyère a rempli des vaisseaux lymphatiques d'un précipité jaune en injectant successivement dans les artères des dissolutions de chromate de potasse et d'acétate de plomb. Mais toutes ces injections supposent évidemment une rupture des artères injectées ; c'est du moins l'opinion généralement admise aujourd'hui. Cruveilhier (1) a aussi injecté des liquides colorés

---

1. Cruveilhier. *Traité d'anatomie descriptive*, 5ᵉ édition, t. III, p. 277.

tels que de l'encre dans le tissu cellulaire sous-cutané, et il a retrouvé les vaisseaux lymphatiques et les ganglions correspondants colorés d'un noir de jais.

Récemment, un auteur allemand, Gerota, (1) a publié une note sur une nouvelle méthode d'injection des vaisseaux lymphatiques ; il se sert d'une nouvelle masse avec laquelle il obtiendrait des injections polychromes ; nous n'avons pu nous procurer le détail de sa technique (1) ; d'ailleurs nos expériences étaient terminées lorsque ce procédé a paru : nous n'essayerons donc pas d'en faire une critique mal fondée.

Le mode d'injection le plus répandu pour l'étude des lymphatiques est l'injection au mercure. Sappey a fait construire un appareil qui se compose essentiellement des parties suivantes : 1° un tube principal ou réservoir à mercure suspendu par une anse mobile à une poulie, glissant sur un fil de fer horizontal ; 2° un tube flexible partant de l'extrémité inférieure du précédent et terminé par, 3° un robinet portant à son extrémité un ajutage dans lequel on introduit à frottement une aiguille capillaire, une canule, ou mieux un tube de verre de petit calibre long de 5 à 7 centimètres et terminé par une extrémité effilée à la lampe. Tout l'appareil a une hauteur de 1 mètre 20 ; il est posé sur une table en bois.

Cet appareil présente plusieurs inconvénients ; d'abord il est assez encombrant et fort coûteux ; ensuite il nécessite l'emploi d'une quantité relativement considérable de

1. D. Gerota. *Zur Technick der Lymphgefässinjection, eine neue Injectionmasse für Lymphgefässe. Polychrome Injection. Anat. Anzeiger* XII, 8.

mercure ; souvent il y a des fuites dans les ajutages, au moment le plus délicat de l'injection. Mais l'inconvénient le plus réel est la difficulté de manœuvrer avec l'index le robinet inférieur, sans déplacement de la main ; faute d'arriver à exécuter ce mouvement difficile on brise dans les tissus la pointe du tube de verre et le métal inonde la préparation.

Pour remédier à ces inconvénients, M. le professeur Farabeuf a fait construire chez Collin une seringue analogue à la seringue de Pravaz. Le corps de pompe en verre épais est fixé dans une monture en acier, il est parcouru par un piston en cuir fixé à l'extrémité d'une tige d'acier.

La capacité est de cinq centimètres cubes environ. A l'extrémité de la seringue peuvent s'adapter une aiguille ou une canule fine en acier. Mais on met plus ordinairement un raccord en acier à oreilles et à double frottement, qui d'un côté se fixe sur la seringue et de l'autre reçoit un petit tube de verre muni d'une garniture de caoutchouc. L'extrémité libre de ce petit tube de verre est effilée et capillaire ; on peut les effiler soi-même avec un peu d'habitude, mais il faut que la pointe soit très courte pour n'être pas trop fragile.

Cet appareil, très simple, a en outre l'avantage de se manier facilement et de supprimer tout robinet difficile à manœuvrer.

C'est de cet appareil que nous nous sommes servi pour nos premières injections, et nous le croyons supérieur à celui de Sappey, même avec la coudure que Gerota (1) a

1. D. Gerota. *Anat. Anzeiger.* 14 avril 1896.

récemment fait donner au robinet pour permettre de le manier avec le pouce.

Le seul inconvénient de la seringue de M. Farabeuf est la difficulté de sa construction qui la porte à un prix relativement élevé.

C'est pourquoi nous avons essayé ensuite de faire nos dernières injections avec une seringue construite sur le même modèle que la précédente, mais en caoutchouc durci que le mercure n'altère pas. Cet instrument, d'un prix très modique, nous a donné exactement les mêmes résultats que la seringue de Farabeuf ; la description et le maniement en sont absolument identiques, et la seule différence est dans la matière première.

Dans les injections que nous avons faites, tantôt nous avons piqué dans les téguments de la tête et du cou, et nous avons ensuite suivi l'injection jusqu'aux ganglions superficiels ; piquant dans les ganglions superficiels, nous avons vu le métal gagner par certaines voies les ganglions profonds. Tantôt au contraire, après avoir fait une hémisection du crâne de la face et du cou, exactement sur la ligne médiane, nous avons poussé l'injection par les muqueuses des fosses nasales, de la bouche, des amygdales, du pharynx, etc., pour suivre les vaisseaux lymphatiques jusqu'aux ganglions qui déservent chacun de es territoires.

Vaisseaux lymphatiques et ganglions du cou.

Les ganglions cervicaux auxquels nous joignons ceux de la face ont été divisés de plusieurs façons, M. Walther dans son article du *Traité de chirurgie de Duplay et Reclus* (1), a bien résumé leur disposition ; c'est à sa division que nous nous rattacherons.

1° *Ganglions sous-mentaux ou sus-hyoïdiens médians.* — Ces ganglions, au nombre de deux ou trois, rarement quatre (Bourgery et Cl. Bernard) sont situés de chaque côté de la ligne médiane, sur le muscle mylo-hyoïdien, dansl 'espace limité par les ventres antérieurs des muscles digastriques. Le plus inférieur d'entre eux se trouve presque contigu à l'os hyoïde. Ces ganglions reçoivent les lymphatiques de la partie moyenne de la lèvre inférieure, et de la muqueuse gingivale. Quelques lymphatiques de la partie moyenne et antérieure du plancher buccal y aboutissent ; mais le plus grand nombre vont joindre les lymphatiques du frein de la langue et de la muqueuse linguale. Enfin ces ganglions reçoivent aussi des vaisseaux afférents des téguments du menton.

M. Poirier (2) a vu 5 fois sur 20 ces ganglions recevoir deux troncs lymphatiques venus de la pointe de la langue en suivant le frein de cet organe.

Ils communiquent entre eux d'un côté à l'autre par deux ou trois vaisseaux à direction transversale ; aussi les trouve-t-on souvent engorgés des deux côtés. Ils donnent naissance à des troncs efférents qui, passant en dehors, le long de la mâchoire inférieure et sous le ventre antérieur du digastrique, vont aboutir aux ganglions sous-maxillaires. Inférieurement ils émettent aussi des lymphati-

1. Walther. *Traité de chirurgie de Duplay et Reclus*, tome V, pages 678, 679.

2. Poirier. *Traité d'Anatomie*, t. IV, p. 106.

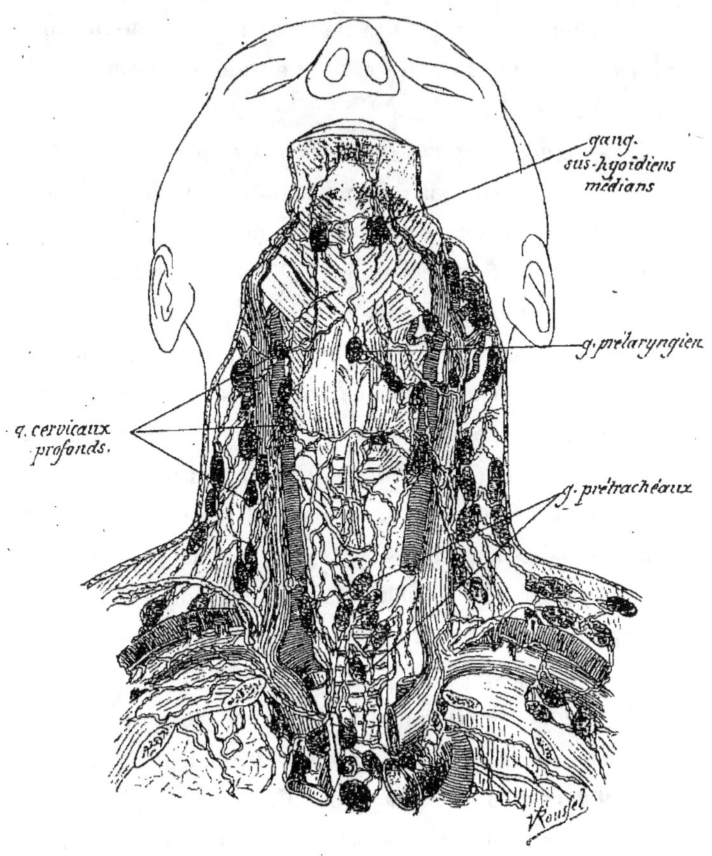

FIGURE I

Vaisseaux lymphatiques du cou et ganglions médians. Communications avec
les groupes voisins. (Injections au mercure; demi-schématique).

ques qui se dirigent en bas, en dehors et en arrière, passent sous le bord antérieur du sterno-mastoïdien et vont se rendre aux ganglions cervicaux profonds situés en avant et en dehors de la jugulaire interne ; sur sept sujets nous avons trouvé dans quatre cas ces derniers vaisseaux efférents d'un seul côté.

II. — *Ganglions sous-maxillaires et géniens.* — Aux ganglions sous-maxillaires nous rattachons des ganglions faciaux, très voisins d'eux, et que nous avons retrouvés six fois sur sept sujets injectés. Ces ganglions qui se rattachent au groupe sous-maxillaire par leur situation, leurs vaisseaux afférents et les territoires qu'ils desservent, ne sont mentionnés que par très peu d'auteurs. Cruveilhier les signale (1) sans les décrire ; Mascagni dans son *Atlas des vaisseaux lymphatiques* (2) représente deux glanglions qui reposent sur la face externe du buccinateur, en avant du masséter, au-dessus du canal de Sténon et entourant l'artère faciale. Mais Sappey dans l'*Atlas des lymphatiques* les passe absolument sous silence et ne les représente pas.

M. Vigier (Paul) dans un travail sur les adénites géniennes inspiré par M. le professeur Poncet de Lyon, a décrit avec soin ces ganglions. M. Debierre (3), de Lille en a parlé également dans une note publiée dans la *Gazette hebdomadaire de médecine et de chirurgie.* M. Testut

1. Cruveilhier. *Traité d'anatomie descriptive*, tome III, page 314.

2. Mascagni. *Vasorum lymphaticorum corporis humani historia et iconographia*, 1787.

3. Debierre. *Gaz. hebdomad. de méd. et de chir.* 20 août 1892.

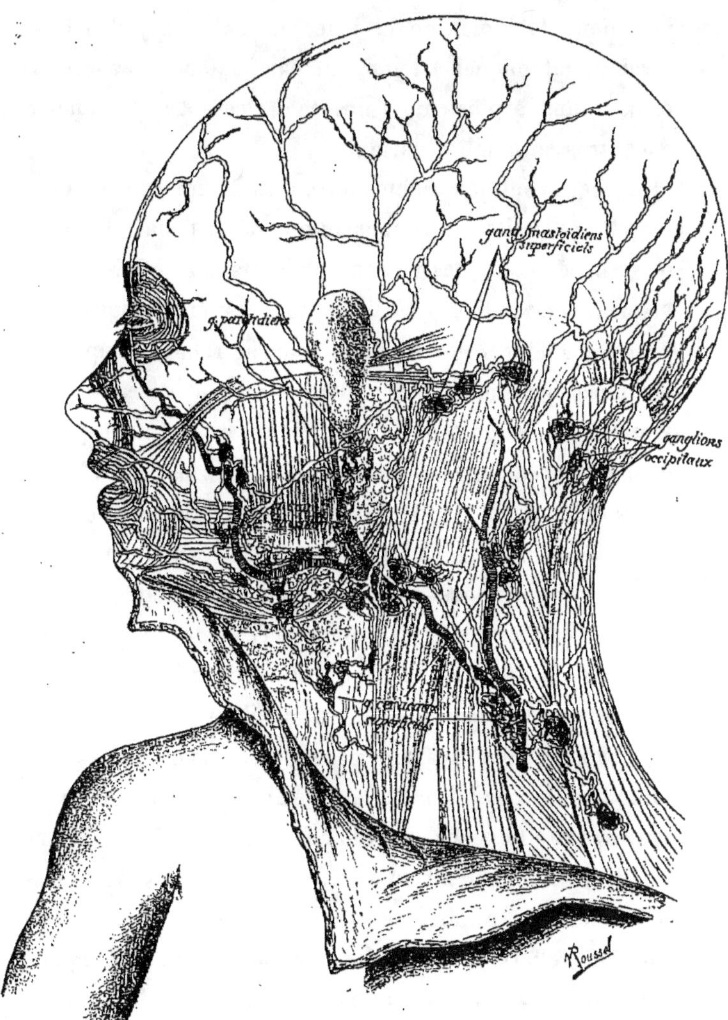

Figure II

Vaisseaux lymphatiques superficiels avec leurs groupes ganglionnaires,
injection au mercure, 1/2 schématique).

(1) les a également vus groupés autour de la veine faciale, dans la région de la joue. M. Jaboulay, chef des travaux anatomiques à Lyon, cité par Vigier, a recherché ces ganglions à plusieurs reprises et les a fréquemment rencontrés en nombre variable.

Nous les avons généralement trouvés au nombre de deux à trois, très petits et groupés autour de la faciale, les uns sur le buccinateur, les autres sur le maxillaire lui-même.

Nous avons toujours vu l'injection des lymphatiques de la face franchir ces ganglions pour se rendre jusqu'aux ganglions sous-maxillaires. Parfois un ou deux troncs lymphatiques se portent en arrière dans les ganglions parotidiens. Ils reçoivent les lymphatiques d'une partie du front, des paupières, du nez et des deux lèvres, ainsi que plusieurs rameaux cutanés de la joue, mais aucun du menton.

Les ganglions sous-maxillaires au nombre de 8 à 10, d'après Walther, de 10 à 15, d'après Testut, occupent la région sous-maxillaire ; ils sont situés dans la loge de la glande entre la face interne du maxillaire inférieur et le mylohyoïdien, pour les supérieurs ; les plus inférieurs sont au niveau du bord du maxillaire ou un peu au-dessous et recouverts par le peaucier et l'aponévrose cervicale superficielle ; ils répondent au digastrique en avant, aux vaisseaux faciaux en arrière. Ces ganglions reçoivent les vaisseaux efférents partis des ganglions géniens lorsqu'ils existent ; quand ces ganglions n'existent pas, les glandes lymphatiques sous-maxillaires reçoivent directement les lymphatiques venus des téguments du nez, de l'angle de l'œil, de la lèvre supérieure et des parties latérales de

1. Testut. *Traité d'anatomie humaine*, 2me édition, tome II, p. 300.

l'inférieure ; ils reçoivent aussi les lymphatiques des gencives du maxillaire inférieur, cheminant les uns sur la face externe, les autres sur la face interne de l'os. Des voies de communication réunissent ce groupe ganglionnaire au groupe sous-mental, comme nous l'avons vu ; d'autres, en arrière, croisent les gros vaisseaux pour se jeter dans les ganglions parotidiens inférieurs et par un ou deux troncs, jusque dans les ganglions mastoïdiens profonds. Enfin deux ou trois troncs se dirigent en bas et en arrière pour aller se terminer, en suivant le tronc veineux-thyrolinguo-facial, dans les ganglions cervicaux profonds situés le long de la jugulaire interne et dont l'un, constant, occupe l'angle supérieur de réunion des deux troncs veineux.

III. — *Ganglions mastoïdiens.* — Ces ganglions (*glandulæ auriculares posteriores de Gegenbaur et de Mascagni*) sont au nombre de 4 ou 5 de chaque côté (Testut), situés, d'après Cruveilhier et Sappey, sur l'insertion supérieure du sterno-mastoïdien et sur la face externe de l'apophyse mastoïde ; nous les avons vus former une chaîne continue descendant parfois sur la face externe du sterno-mastoïdien jusqu'à la veine jugulaire externe. Ces ganglions, que nous appelons mastoïdiens superficiels, sont reliés par des lymphatiques qui traversent le muscle ou le contournent, avec deux ou trois ganglions situés plus profondément sous le sterno-mastoïdien, contre la rainure digastrique de l'apophyse mastoïde ; ces derniers que nous avons pu injecter sur le cadavre et que nous avons souvent trouvés engorgés, au cours des opérations, nous semblent pouvoir être désignés sous le nom de ganglions mastoïdiens profonds.

Ces ganglions répondent aux lymphatiques des téguments qui recouvrent les pariétaux et les temporaux ; ils reçoivent aussi de la partie postérieure du pavillon de l'oreille et de l'oreille moyenne. Quand on injecte les téguments du crâne tributaires de ces ganglions, on voit 6 à 8 troncs, anastomosés entre eux et avec les voisins, descendre à peu près verticalement vers les ganglions superficiels ; quelques autres, nés en partie du cuir chevelu, en partie de la portion postéro-supérieure du pavillon de l'oreille, gagnent la profondeur, passant sous le muscle auriculaire postérieur et glissant le long du sillon rétro-auriculaire et du bord antérieur du sterno-mastoïdien pour aboutir aux ganglions profonds. Enfin ils reçoivent les troncs lymphatiques nés des téguments voisins du cou, sur la partie postéro-latérale. L'injection ne dépasse généralement pas ces ganglions, qui sont cependant réunis par quelques troncs allant d'une part aux ganglions cervicaux superficiels, d'autre part aux ganglions cervicaux profonds.

IV. — *Ganglions sous-occipitaux*. — Au nombre de trois à quatre, quelquefois deux seulement, ils reposent sur la partie la plus élevée du grand complexus, recouverts par une lamelle aponévrotique et répondent à la ligne courbe occipitale supérieure (Gegenbaur) au dessous de l'insertion de l'occipito-frontal, au devant du trapèze : nous en avons trouvé un sur le bord antérieur de ce muscle.

Ils reçoivent huit à dix troncs lymphatiques de chaque côté, qui partent des téguments recouvrant la région syncipitale, et sont surtout nombreux sur la ligne médiane et au niveau de la suture lambdoïde. Ils suivent

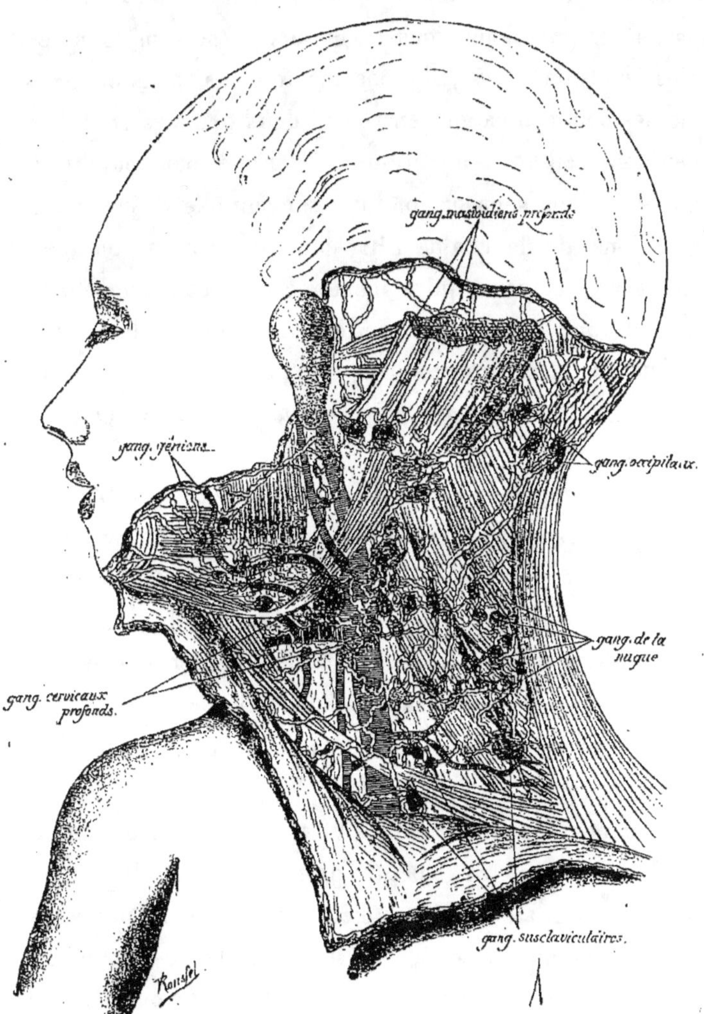

FIGURE III

Vaisseaux lymphatiques profonds avec leurs groupes ganglionnaires, injection au mercure (Demi-schématique).

irrégulièrement la veine occipitale. Un ou deux troncs partis des ganglions sous-occipitaux passe sous le splénius pour aller aux ganglions mastoïdiens, mais en somme, les communications entre ces deux groupes sont très peu nombreuses. L'injection ne s'arrête pas toujours à ces ganglions sous-occipitaux ; souvent elle va jusqu'aux ganglions de la chaîne rétro-jugulaire par un ou deux vaisseaux tortueux qui s'anastomosent, cheminent d'abord devant le bord du trapèze, puis suivent le bord postérieur du sterno-mastoïdien, s'engagent sous ce muscle et vont aux ganglions cérvicaux profonds qui occupent le tiers moyen du cou.

V. — *Ganglions cervicaux superficiels.* — D'après Theile et Testut il en existe ordinairement quatre ou six de chaque côté, groupés sur le trajet de la jugulaire externe ; ils sont situés sur le bord antérieur, la face externe et le bord postérieur du sterno-mastoïdien, recouverts par l'aponévrose cervicale superficielle et le peaucier.

Les plus inférieurs atteignent le sommet du creux sus-claviculaire.

Dans nos injections, nous en avons trouvé sept à huit, agglomérés en trois petits groupes, un à la partie moyenne du sterno-mastoïdien, autour de la jugulaire externe ; un sur le bord postérieur du sterno-mastoïdien à peu près au même niveau ; enfin, le troisième, dans le creux sus-claviculaire, sous le peaucier et l'aponévrose. Ces ganglions n'ont que de rares communications avec la chaîne cervicale profonde, sauf au niveau du triangle sus-claviculaire. Ils reçoivent des troncs venus des ganglions mastoïdiens superficiels et des ganglions sous-maxillaires ; enfin, d'autres venus des téguments de la nuque et du cou.

VI. — *Ganglions cervicaux profonds.* — Ces ganglions forment une chaîne non-interrompue le long de la veine jugulaire interne et de la carotide ; c'est au niveau de la partie moyenne du cou qu'ils sont le plus nombreux ; ils sont situés sous le sterno-mastoïdien, les uns en avant et en dehors de la jugulaire, les autres plus nombreux en arrière et en dehors d'elle. A la partie supérieure, leur nombre diminue et ils deviennent plus profonds comme les vaisseaux ; l'un, constant, occupe l'angle de bifurcation de la carotide primitive ; un autre, siège dans l'angle supérieur d'abouchement du tronc thyro-linguo-facial dans la jugulaire ; un autre, plus supérieur, au-dessous de la parotide, répond à la partie anguleuse du maxillaire inférieur. A la partie moyenne, ils s'écartent un peu des vaisseaux en arrière et dans la profondeur, pour aller jusqu'au voisinage des apophyses transverses des vertèbres cervicales ; là et plus bas ils sont sur les scalènes, sous le trapèze, au milieu des origines des plexus cervical et brachial (*ganglions de la nuque* de quelques auteurs), ils descendent ainsi jusqu'à la veine sous-clavière et de là envoient des troncs efférents qui se rendent à ceux du médiastin et de l'aisselle, et surtout du creux sus-claviculaire.

Il y en a en tout environ une trentaine (Theile). Leurs vaisseaux afférents viennent de la muqueuse des fosses nasales et du pharynx nasal, du voile du palais, des amygdales, des gencives supérieures, de la langue et d'une partie du plancher de la bouche, enfin de la partie postérieure des gencives inférieures ; quelques rares troncs lui viennent aussi du larynx et de l'œsophage. Ce groupe excessivement important est en communication avec les ganglions sous-mentaux, les sous-maxillaires, les mastoïdiens profonds, et, par de rares vaisseaux, avec les ganglions cervicaux superficiels.

Ajoutons qu'ils reçoivent, disent les auteurs, les lymphatiques intra-crâniens, que nous n'avons pas essayé d'injecter.

VII. — *Ganglions sus-claviculaires*. — Ces ganglions. au nombre de six à huit environ, ont été décrits par Henle sous le nom de ganglions cervicaux profonds inférieurs. Ils sont situés à la partie inférieure et s'étendent en dehors en suivant le tronc veineux brachio-céphalique et la veine sous-clavière avec laquelle ils s'enfoncent profondément derrière la clavicule.

Ces ganglions reçoivent des vaisseaux lymphatiques venus des ganglions cervicaux profonds, et qui suivent la face externe de la veine jugulaire.

D'autres proviennent des ganglions plus postérieurs situés sous le bord antérieur du trapèze. Ces vaisseaux afférents forment, de chaque côté du cou, le tronc commun de Henle qui se jette à droite dans le canal thoracique, à gauche dans la veine jugulaire ou dans la sous-clavière.

Les vaisseaux qui en partent suivent les vaisseaux sous-claviers pour se rendre aux ganglions du creux axillaire qui sont situés près de la paroi antérieure et contre le thorax. Ils n'ont que de très rares communications avec les ganglions du médiastin.

VIII. — *Ganglions parotidiens.* — Leur nombre est variable ; mais, comme le fait remarquer Sappey, ils sont tous sous-aponévrotiques et par conséquent profonds ; mais les uns sont à la face externe de la glande, les autres dans l'épaisseur.

Ils continuent, en somme, la direction de la chaîne cervicale profonde ou jugulaire ; deux ont une situation spéciale, l'un sous le bord postérieur du masséter, l'autre plus gros immédiatement en avant du tragus (*ganglion préauriculaire*). Ces ganglions reçoivent les lymphatiques de la partie antérieure de la région temporale, de la région frontale, du sourcil et de la paupière supérieure, de l'oreille externe ; quelques troncules leur viennent des fosses nasales et du pharynx par la fosse ptérygo-maxillaire. Quelques vaisseaux en partent pour gagner les plus antérieurs des ganglions mastoïdiens profonds ; d'autres, passant en dehors et en dedans de la bandelette fibreuse qui sépare les régions parotidienne et sous-maxillaire, aboutissent aux ganglions postérieurs de cette dernière. Enfin, nous avons signalé leur communication avec les ganglions cervicaux profonds.

IX. — *Ganglions sous-hyoïdiens médians.* — Beaucoup moins nombreux, ils sont placés de la façon suivante : le plus supérieur, pré ou juxta-laryngien, est voisin de la ligne médiane et répond à peu près constamment à la membrane crico-thyroïdienne.(1) Deux ou trois autres sont de chaque côté de la ligne médiane, au-dessous de l'isthme du corps thyroïde ; enfin, un groupe de 4 à 6 siège sur la

1. M. Poirier a montré que ce ganglion reçoit les lymphatiques de la glotte.

face antérieure de la portion cervicale de la trachée et sur la portion de l'œsophage qui la déborde à gauche. Ils communiquent par quelques rares troncs avec les ganglions cervicaux profonds et beaucoup plus largement avec les ganglions médiastinaux.

Ils reçoivent les lymphatiques de la glande thyroïde de la partie antérieure du larynx, de la trachée et de l'œsophage.

X. — *Ganglions pré-vertébraux ou rétro-pharyngiens.* — Au nombre de deux situés de chaque côté de la ligne médiane, ils ont été bien décrits par Gilette dans sa thèse et depuis par M. Gougenheim et récemment par M. Moreau (thèse de Paris, 1896). Ils desservent surtout la paroi postérieure du pharynx.

En résumé, nous voyons que les voies lymphatiques du cou et les groupes ganglionnaires sont disposés de façon à former un cercle complet à la partie supérieure, cercle ganglionnaire formé par les groupes sus-hyoïdien médian, sous-maxillaire et génien, mastoïdiens, sous-occipitaux, auxquels il faut ajouter les ganglions rétro-pharyngiens.

De ce cercle se détachent trois chaînes descendantes : une médiane, représentée par le groupe sous-hyoïdien médian, deux latérales de chaque côté, distinguées en superficielle et profonde. La première se dirige en bas et en dehors suivant la direction de la jugulaire externe, la seconde en bas suivant la jugulaire interne ; mais cette dernière à la partie moyenne s'étale sous le sterno-mastoïdien pour aller en arrière jusqu'au voisinage des apophyses transverses des vertèbres cervicales. Elles aboutissent inférieurement aux ganglions *sus-claviculaires* en relation avec les ganglions de l'aisselle.

A part les ganglions sous-hyoïdiens médians, les autres groupes n'ont que de rares communications avec les ganglions médiastinaux.

CHAPITRE II.

ÉTIOLOGIE

Les engorgements ganglionnaires chroniques de la région cervicale, les adénites strumeuses surtout sont excessivement fréquents ; nous en avons pour preuve, après les affirmations répétées des auteurs anciens et récents, la facilité avec laquelle nous avons pu en réunir un assez grand nombre de cas en un temps relativement court. Pourquoi ces lésions sont-elles plus fréquentes au cou que dans les autres régions riches en ganglions ? cela s'explique sans doute par l'étendue des surfaces vulnérables dont les réseaux lymphatiques se rendent à ces ganglions.

Nous ne ferons que rappeler, dans leur étiologie, les causes générales ordinaires. L'influence de l'hérédité est indiscutable ; dans les 50 cas que nous avons pu recueillir, nous avons relevé 26 fois des antécédents tuberculeux, ce qui fait une proportion de 52 0/0. L'action prédisposante des maladies débilitantes, des mauvaises conditions hygièniques, de l'encombrement, de la misère, de l'hérédité alcoolique, syphilitique, etc., a été signalée par tous les auteurs et n'a rien de spécial à la région du cou.

Le sexe ne paraît avoir aucune importance comme l'ont montré Lebert, Mlicent et Lepelletier. Mais il n'en est pas de même de l'âge. Si les ganglions tuberculeux du cou peuvent se rencontrer à toutes les périodes de l'existence, ils sont pourtant plus communs dans l'enfance et l'adolescence.

Le tempérament n'a pas toujours une influence très marquée; de même que les autres tuberculoses locales, les adénopathies cervicales peuvent aussi bien se développer chez un sujet lymphatique, malingre et chétif, que chez un individu d'apparence robuste, au teint coloré, légèrement obèse et qui semble jouir d'une parfaite santé.

Les professions n'ont pas d'action directe manifeste. On a décrit des adénopathies cervicales militaires (Larrey) mais les recherches de Kiener et Poulet en ont démontré la nature tuberculeuse.

Larrey voulait y voir l'action du frottement du col de la tunique et il chercha même à faire modifier l'uniforme pour cette raison. Mais Riedel (1) raille la dénomination d'adénite cervicale militaire.

De fait il nous semble que l'influence des frottements répétés, des traumatismes, du froid, etc..., si elle existe, est d'un ordre très secondaire; nous ne nous y arrêterons pas davantage.

---

1. Riedel. *Deutsche Chirur. die Billroth u. Lücke.* — Lief. 34, 1882

On sait bien aujourd'hui que ces affections sont d'ordre infectieux, qu'elles sont sous la dépendance d'un microbe. Le point capital consiste donc à rechercher comment et par où pénètre l'agent pathogène, quelles voies il suit pour arriver jusqu'aux ganglions. C'est là ce que nous allons étudier.

Portes d'entrée de la tuberculose. — Les ganglions tuberculeux ont été groupés en trois catégories par les auteurs classiques, et c'est à cette division que se rattache Manson dans sa thèse (Paris, 1895).

I. — L'adénite tuberculeuse succède à une lésion originelle tuberculeuse.

II. — La tuberculose se greffe sur un fond d'adénite aiguë ou chronique simple.

III. — Tuberculose ganglionnaire primitive.

Cette division reste naturellement applicable aux ganglions tuberculeux de la région cervicale.

Cependant, la dernière catégorie, comme le fait remarquer Manson, n'est qu'un cadre d'attente. Elle ne comprend, en somme, que des faits dans lesquels la porte d'entrée et l'infection primordiale ont passé inaperçues : car on ne peut admettre autrement une tuberculose primitive ; il faut que le bacille de Koch ait été porté dans le ganglion par voie sanguine ou lymphatique. Là, trouvant le terrain favorable, il évoluera. Sans doute, on peut supposer qu'un bacille de Koch, pénétré à travers une lésion microscopique inappréciable de l'épithélium bucco-pharyngé, laryngé, etc., puisse cheminer dans les voies lymphatiques jusqu'aux ganglions voisins, sans entraîner de lymphangite tuberculeuse. Dans ces conditions, la tuberculose ganglionnaire peut être vraiment primitive, car le point de pénétration du microbe ne présente pas de lésions tuberculeuses. Un certain nombre de nos observations doivent peut être se rattacher aux faits de ce genre.

Du reste, les intéressantes expériences de M. Cornet (1) (de Berlin-Reichenhall), pour étudier les modes de pénétration du bacille, ont clairement montré que ce dernier peut traverser des muqueuses macroscopiquement saines pour aller infecter les ganglions lymphatiques. En effet, cet expérimentateur ayant déposé de la matière tuberculeuse ou des cultures dans le cul-de-sac conjonctival inférieur d'un chien, a vu la muqueuse rougir simplement tandis que les ganglions cervicaux se caséifiaient et qu'on y trouvait des bacilles. De même pour les muqueuses nasale et buccale (2).

Mais ce n'est pas là ce qui arrive généralement. Quand on fat des inoculations aux cobayes, on voit parfois la tuberculose évoluer sans chancre d'inoculation, avec peu d'adénite (Arloing), mais c'est l'infime exception. Il doit en être de même pour l'inoculation accidentelle de la tuberculose à l'homme. Il nous reste donc, pour expliquer la plupart des faits et les classer, deux hypothèses : 1° tuberculose au niveau de la porte d'entrée ; 2° tuberculose se greffant sur un fond d'adénite simple.

La seconde de ces hypothèses ne peut être mise en doute. Dans la plupart de nos observations, l'adénite tu-

1. Cornet. *Centr. f. Chir.*, n. 29 p. 7, 1889.

2. Voir aussi Cornil et Barbes. Académie de médecine mai 1883, et Dobsoklowsky. Congrès de la tuberculose, 1888, p. 259 et 265. Tchistovitch, *Annales de l'Inst. Pasteur*, 1889, p. 220.

berculeuse a été précédée d'adénite simple plus ou moins ancienne.

L'inflammation banale fait le lit de la tuberculose suivant l'expression de Verneuil ; elle a préparé le terrain sur lequel se sont développés les bacilles de Koch. Dans bien des cas même les infections antérieures ont amené la localisation des microbes de la tuberculose sur des ganglions qui ne desservent pas directement le point d'entrée.

Cette influence de l'inflammation antérieure nous a paru tout-à-fait manifeste. Bien souvent du reste une adénite chronique liée par exemple à la carie dentaire, est évidemment simple au début ; mais elle traîne en longueur, elle ne se réduit pas ; elle présente au contraire quelques poussées successives ; et la tuberculose y élit domicile.

Le point le plus difficile, c'est de préciser le moment à partir duquel ces adénites sont tuberculeuses. Il n'existe pas que nous sachions de signe pathognomonique permettant de faire ce diagnostic.

Si l'on peut être porté à admettre la tuberculose, quand les ganglions voisins commencent à s'engorger et que la masse principale augmente et devient rénitente, il faut avouer que dans la plupart des cas, le diagnostic doit être réservé. On doit évidemment tenir compte des antécédents personnels et héréditaires, de l'aspect extérieur du malade, etc...

Mais nous croyons que ces glandes deviennent plus rapidement tuberculeuses qu'on ne le pense en général ; nous en avons eu plusieurs fois la preuve, en opérant des cas de ce genre, supposés simples et qui étaient en réalité nettement tuberculeux. Le meilleur moyen d'éclairer le diagnostic consiste à traiter d'abord la porte d'entrée quand cela est possible (avulsion d'une dent par exemple), et à voir ensuite si l'engorgement ganglionnaire persiste ou diminue. Autrement, on reste fatalement dans le doute et le plus sage est de baser le traitement sur le diagnostic le plus grave.

Quant à la tuberculose locale au point d'inoculation, devenant la source des infections ganglionnaires, elle existe, croyons-nous, dans la majorité des cas ; mais elle n'est pas toujours aisée à démontrer et à rechercher.

Parmi les portes d'entrée les plus fréquentes de la tuberculose qui vient infecter les ganglions lymphatiques du cou, il faut placer les amygdales hypertrophiées et les tumeurs adénoïdes du pharynx. Deux cas peuvent ici se présenter : ou bien le bacille a d'abord déterminé une infection tuberculeuse sur place, et de là les éléments septiques ont gagné, par voie lymphatique le plus souvent, les ganglions qui desservent la région ; ou bien ce même bacille, à la faveur d'une lésion histologique insignifiante, d'une érosion, d'une inflammation passagère et banale de la muqueuse a pénétré dans les vaisseaux blancs, sans déterminer de lésion spécifique au point d'entrée, et, porté par le torrent de la lymphe, il s'arrête dans les ganglions où il se multiplie.

Ceux de la région sous-angulo-maxillaire et du groupe cervical profond accompagnant la veine jugulaire interne sont alors le plus ordinairement pris. Pourtant si quelque ganglion a été déjà le siège d'une inflammation, c'est à lui tout d'abord que les bacilles s'attaqueront et l'engorge ment pourra ainsi débuter par une glande lymphatique qui ne dessert pas immédiatement le point où la pénétration du germe septique a eu lieu.

Plusieurs auteurs et en particulier Conheim et Weigert, en 1884 avaient attiré l'attention sur la tuberculose des amygdales, ainsi que Baumgarten, Orth, Cadéac.

Schlenker (1), en 1893, constate la corrélation qui existe entre la tuberculose des amygdales et celle des ganglions du cou; mais nous ne partageons pas sa manière de voir quand il dit que les amygdales reçoivent toujours leur infection du poumon.

Krueckmann (2), de l'Institut pathologique de Rostock, reprenant en 1894 les recherches de Schlenker, conclut dans le même sens, mais il admet cependant la possibilité d'infection tuberculeuse primitive des amygdales par l'alimentation, et il en rapporte deux exemples.

La même année, notre maître, M. Lermoyez (3) a établi nettement qu'il existe deux sortes de tuberculose des végétations adénoïdes des fosses nasales et du pharynx ; l'une facile à constater est clinique par ses caractères anatomiques (tubercules ulcérés, etc.) ; l'autre larvée ne peut être reconnue qu'avec l'aide du microscope.

En 1895, M. le professeur Dieulafoy (4) reprit cette

1. Schlenker. *Ueb. Mandeltuberkulose und Halsdrüsenerkrankung. Arch.* 134 Bd 1893.

2. Krueckmann. *Virch. Arch.*, Bd 138, 1894.

3. Lermoyez. *Bull. et mém. de la Soc. médic. des hôp.*, Séance du 20 juillet 1894.

4. Dieulafoy. *Bull. de l'Académie de méd.*, Séances du 30 avril et 7 mai 1895.

question importante et conclut dans une communication à l'Académie de médecine à la fréquence de la tuberculose larvée des trois amygdales, qu'il a constatée par l'inoculation. Vers la fin de l'année, M. Lermoyez (1) publia dans la *Presse médicale*, de nouveaux documents dans lesquels il apporta des constatations histologiques pour joindre aux inoculations.

A l'Etranger plusieurs monographies ont paru depuis cette époque ; elles sont dues à Strassmann (2), Dmochowski (3), Suchannek (4) enfin à Gottstein de Breslau (5).

D'après ce dernier auteur la tuberculose des ganglions cervicaux serait souvent secondaire aux lésions de l'amygdale : le bacille pourrait être inoculé localement par les crachats dans les cas de tuberculose pulmonaire, ou par les aliments et l'air inspiré. En effet Orth a plusieurs fois rencontré de la tuberculose primitive des amygdales sans lésion d'aucun autre organe. Dans un cas le doute n'était pas possible et du reste Krueckmann, Kochier et Dieulafoy ont constaté des faits de ce genre.

Gottstein dans son travail rapporte six cas de tuberculose des amygdales avec adénites cervicales et sous-maxillaires. L'auteur pour faire de ces adénites chroniques des adénites bacillaires se base uniquement sur l'examen histologique des amygdales dans lesquelles il a vu des

1. Lermoyez. *Presse médicale*, n° 52, 26 octobre 1895.
2. Strassmann. *Virch. Arch.*, Bd. 96.
3. Dmochowski. *Zieglers Beiträge zur anat. Pathol.*, Bd. 16.
4. Suchannek. Halle, in-8°, 1896.
5. Gottstein. *Berlin. klin. Wochenschr.*, 3 et 10 août 1896.

cellules géantes ; mais jamais il n'a pu colorer de bacilles
et il n'a été fait aucune inoculation, de sorte qu'on peut
lui opposer les faits dans lesquels les cellules géantes
et les follicules ne sont dûs qu'à des corps étrangers
microscopiques (grains, poils, poussières, etc.), et par
conséquent ne sont pas tuberculeux. Cependant Gottstein
discute la question du mode d'inoculation qu'il rattache à
trois facteurs : la nourriture, l'air, les crachats.

L'influence de ces derniers n'est niée par personne ;
n'est-ce pas ainsi que le larynx, la langue, les lèvres peuvent présenter des ulcérations bacillaires chez les phti-
siques ?

Gottstein incrimine la nourriture, mais il fait remarquer
que dans la déglutition les amygdales pharyngiennes sont
protégées par le voile du palais. On peut aussi objecter
que le rapide passage d'aliments portés par la cuisson à
une température assez élevée diminue notablement les
chances d'infection de ce côté.

Bien plus réelle est l'infection par l'air inspiré.
M. Straus (1) a trouvé des bacilles tuberculeux dans
les fosses nasales de gens absolument sains ; ce fait,
d'une importance considérable, nous explique très facilement l'infection des amygdales pharyngées ; il s'applique
même au mode d'infection des amygdales palatines, surtout quand l'hypertrophie des amygdales pharyngiennes,
des tumeurs adénoïdes du pharynx, les tumeurs des fosses nasales, etc., obligent le sujet à respirer constam-

1. Straus. *Annales des mal. de l'oreille et du larynx*, n° 2, 1895.

ment la bouche ouverte. Pour nous, nous avons eu deux cas de tumeurs adénoïdes et d'amygdales, dont l'inoculation a été positive au point de vue de la tuberculose.

H. Ruge (1) a signalé aussi des cas de tuberculose de l'amygdale démontrée par la coloration du bacille dans les coupes, et ayant entraîné un mal sous-occipital. Mais l'auteur ne parle pas des ganglions cervicaux et il n'a pas fait d'inoculations.

Pour ce qui est de la fréquence de la tuberculose des amygdales palatines et pharyngées, les auteurs ne sont pas absolument d'accord. Cette divergence semble avoir été bien expliquée par De Lavarenne (2), dans un travail fait d'après le rapport de Helme (3). M. Lermoyez ne trouve de tuberculose que dans un cas sur 75 ; M. Dieulafoy l'aurait vue une fois sur cinq ; mais M. Lermoyez a fait l'examen histologique sans pratiquer d'inoculation, tandis que M. Dieulafoy a fait des inoculations sans examen histologique. « Dans ces conditions, dit M. De Lava-
« renne, il est permis de supposer en s'appuyant sur
« tout ce que l'on sait de la bactériologie des premières
« voies respiratoires et de l'évolution du bacille de Koch
« dans l'organisme, que les végétations et les amygdales
« de M. Dieulafoy étaient *bacillifères,* c'est-à-dire con-
« tenaient des bacilles seulement à leur surface, tandis
« que celles de M. Lermoyez, pénétrées par le bacille
« qui y avait évolué, étaient *bacillaires.* »

La vérité est peut-être dans un chiffre intermédiaire

1. Ruge. *Arch. f. Pathologie, Anat. und Physiol.,* CXLIV ; 3.

2. De Lavarenne. *Presse médicale,* 2 mai 1896, p. 213.

3. Helme. Soc. franç. d'otologie, laryng. et rhinol. Session de mai 1896.

que fournit M. Brindel de Bordeaux (1) ; il a examiné
64 cas de végétations adénoïdes opérées à la clinique de
M. Moure, et il a trouvé huit fois les lésions de la tuberculose ; il ajoute que, pour lui, ce chiffre est peut-être
encore un peu faible.

Les végétations adénoïdes et les amygdales peuvent
donc servir souvent de porte d'entrée à la tuberculose,
qui, de là, gagne les ganglions du cou, comme peuvent le
faire du reste les autres microbes. M. Thost (2) n'a-t-il pas
montré que les végétations adénoïdes s'accompagnent
communément d'engorgement ganglionnaire ? Ce signe
serait, dit-il, si constant qu'il permettrait à lui seul de reconnaître si l'amygdale pharyngée est hyperthrophiée, si
les amygdales palatines sont atteintes en même temps,
s'il existe ou s'il a existé des lésions auriculaires.

Cette opinion est sans doute un peu trop absolue, car
nous avons eu l'occasion de voir plus d'un malade ayant
des lésions de l'oreille ou des amygdales palatines et
pharyngées, et chez lesquels l'engorgement ganglionnaire
manquait. D'autre part il y a souvent des adénopathies
cervicales sans que les lésions précitées existent.

Une autre voie d'entrée importante pour la tuberculose
peut être créée par les lésions dentaires et les ulcérations
de la muqueuse buccale ou linguale qu'elle est susceptible
de provoquer.

1. Brindel. Soc. franç. d'otologie, laryng. et rhinol. Session de mai 1896
Analyse dans la *Semaine médicale*, 9 mai 1896.

2. Thost. *Monatsch. f. Ohrenheilk.* 1896, no 1. analysé dans la *Presse.
Médicale*, 7 mars 1896.

M. H. Starck (1) a étudié tout dernièrement les rapports qui existent entre la carie dentaire et la tuméfaction des ganglions cervicaux sur plus de 100 enfants de 3 à 14 ans à la polyclinique de Heidelberg. Dans 20 p. 100 des cas, dit l'auteur, la carie dentaire faisait complètement défaut, mais on pouvait invoquer une tuberculose coexistante d'autres organes, etc... Dans 80 p. 100 des cas il y avait de la carie dentaire; mais dans 39 cas sur 100 on pouvait invoquer en même temps une autre cause. Enfin dans 41 p. 100 des cas, la carie dentaire seule pouvait être mise en avant. L'influence de la carie a paru à M. Starck plus importante que celle de la seconde dentition. L'auteur a d'ailleurs trouvé des bacilles dans la cavité de plusieurs dents cariées, et dans un cas, il a pu constater à l'examen histologique, des nodules tuberculeux entre les racines d'une molaire extraite au cours d'une opération pour adénites cervicales chroniques. Dans un bon nombre de nos observations la voie d'entrée buccale et dentaire est tout à fait manifeste.

M. Zaudy (2) a dernièrement publié un travail dans lequel il aborde cette question. Que le bacille de la tuberculose ne s'arrête pas fréquemment sur les muqueuses buccale et pharyngée, cela n'a rien de très surprenant, si l'on tient compte, comme le fait remarquer Koch, du temps nécessaire à la pénétration de l'agent septique et des mouvements incessants |des cils vibratils qui le chassent. Au contraire la carie dentaire constitue une porte d'entrée des plus favorables. Le bacille pénètre dans la dent cariée,

1. Strack. *Beiträge z. klin. Chir.* XVI, 1, 96.
2. Zaudy. *Arch. f. klin. Chir.*, 1896, n° 1.

et gagne l'alvéole. Il est vrai que l'extraction peut être faite de bonne heure, mais si l'on ne prend pas les plus grandes précautions la plaie opératoire peut être infectée à son tour ; aussi Ritter a-t-il insisté sur la nécessité de désinfecter soigneusement les daviers, etc...

Les bacilles pourront de ce point gagner facilement les ganglions en suivant la voie lymphatique. Les adénites cervicales tuberculeuses d'origine dentaire ont donc tout aussi bien leur raison d'être que les adénophlegmons.

Toutes les affections du nez et particulièrement les ulcérations tuberculeuses, (Kochier, W. von Gerszewski (1), celles de l'oreille moyenne sont aussi des voies d'infections indubitables.

Il nous paraît donc logique de conclure que les lésions de la gorge, des trois amygdales, du pharynx, des dents, etc. sont autant de portes ouvertes pour le bacille tuberculeux, le conduisant vers les ganglions cervicaux. Or ces lésions locales peuvent se présenter sous deux formes cliniques ; les unes sont visibles, (ulcérations tuberculeuses), mais ce sont les moins fréquentes ; les autres sont larvées et le diagnostic en est extrêmement délicat.

Ces constatations ne sont pas, on le comprend, sans une grande importance au point de vue thérapeutique. Elles conduisent à l'ablation des amygdales hypertrophiées et à l'extirpation des tumeurs adénoïdes du pharynx ainsi qu'aux soins minutieux de la bouche.

Les lésions tuberculeuses des ganglions du cou prêtent aux mêmes discussions que toute tuberculose chirurgicale

1. W. von Gerszewski. Thèse de Kœnigsberg, 1896.

les uns ne veulent pas admettre que la tuberculose soit
une maladie locale ; pour eux il y a une manifestation locale tuberculeuse, mais qui ne peut aller sans une maladie générale, sous la dépendance de laquelle restent toutes
ces manifestations. D'après cette manière de voir, on doit,
pour être logique, renoncer à toute intervention radicale
et complète, parce que l'affection supprimée se reproduira
ailleurs sous l'influence de la maladie générale. Verneuil
et tant d'autres se sont appuyés sur cette théorie pour
n'approuver dans ces cas que les seules interventions pal-
liatives, celles dont les indications sont si pressantes que
le chirurgien a pour ainsi dire la main forcée. A cette
opinion s'en oppose une autre défendue avec plein succès
par M. le Pr Lannelongue et ses élèves, à savoir que
beaucoup de cas de tuberculose constituent bien des maladies « locales ». Il en résulte naturellement que le chirurgien doit alors intervenir de bonne heure, pour supprimer ce foyer d'infection avant qu'une généralisation ait
pu se faire.

N'est-ce pas d'une façon tout à fait analogue que nous
voyons évoluer la tuberculose expérimentale ? Un cobaye
inoculé présente un chancre : plus tard il a de l'adénite et
enfin ultérieurement une généralisation de la tuberculose.
Cela est analogue aux tuberculoses amygdaliennes par
exemple avec adénites cervicales consécutives et possibilité d'une généralisation terminale.

Entre l'époque d'inoculation et celle de généralisation,
il y en a une troisième, intermédiaire, pendant laquelle
l'affection est locale et peut être traitée localement avec
succès. Or pour la tuberculose des ganglions cervicaux

de deux choses l'une : ou bien il s'agit d'une infection pulmonaire primitive envahissant secondairement les ganglions du cou et l'opération est à rejeter sans discussion, ou bien il s'agit d'une infection par les voies d'entrée que nous avons indiquées plus haut, c'est le cas le plus fréquent, et tant qu'il n'y a pas de lésions pulmonaires trop avancées il faut intervenir. Le siège même des premiers ganglions atteints prouve bien l'infection locale dans la plupart des cas. Ce sont en effet presque toujours les ganglions moyens et supérieurs qui sont les premiers pris. Les expériences que nous avons faites viennent encore à l'appui de l'hypothèse d'une maladie locale, puisque sur 50 fois l'inoculation au cobaye des ganglions voisins de ceux qui étaient caséeux n'a été positive que 28 fois ; ce n'est pas une raison pour recommander une extirpation incomplète des ganglions ; au contraire, puisque 22 fois, même les plus minimes étaient infectés.

CHAPITRE III

Travail du Laboratoire de M. Metchnikoff,
Chef de service à l'Institut Pasteur.

EXPÉRIMENTATION

Avant de rapporter les résultats de nos examens et de nos expériences, nous devons exposer une fois pour toutes la façon dont nous avons procédé, en nous conformant aux conseils expérimentés qui nous ont été si aimablement donnés à l'Institut Pasteur, dans le laboratoire de M. Metchnikoff.

Parmi les adénites chroniques, dont nous rapportons l'histoire, il est un cas qui n'a pas été opéré ; pour celui-là, nous avons fait une ponction dans le ganglion avec une seringue de Roux stérilisée et une aiguille de gros calibre. Cette ponction a été pratiquée après savonnage et brossage de la peau, lavages à l'alcool, à l'éther et au sublimé ; enfin, avant d'introduire l'aiguille, nous avons fait une pointe de feu au thermo-cautère sur le point où devait porter la ponction. Le liquide retiré a servi pour des ensemencements immédiats dans le bouillon, sur gélose, sur gélose glycérinée, sur pomme de terre glycérinée, et pour des examens directs avec les colorations simples, les colorations au Gram et au Ziehl ; enfin pour des inoculations aux cobayes.

Dans tous les autres cas d'adénites chroniques, où l'opération a été faite, nous avons mis les ganglions extirpés sans être ouverts immédiatement dans des compresses stérilisées ; aussitôt après l'opération nous avons procédé ainsi :

1° Cautérisation superficielle d'un ganglion ramolli, aspiration du pus dans une pipette ; cultures dans le bouillon, sur gélose, sur pomme de terre et gélose glycérinées ; examens directs au Gram et au Ziehl.

2° Inoculation dans le tissu cellulaire de l'aine d'un cochon d'Inde, avec des fragments de ganglion ramolli.

3° Inoculation analogue d'un second cobaye avec les ganglions plus petits, voisins des premiers, mais non caséeux.

4° Prélèvement de parcelles de ces deux ordres de ganglions, fixation au sublimé, durcissement à l'alcool, déshydratation à l'alcool absolu, passage dans l'alcool toluène, le toluène pur, le toluène paraffiné, inclusion dans la paraffine. Les coupes ont été colorées au picro-carmin, ou à l'hématéïne et à l'éosine. D'autres ont été colorées par les méthodes de Gram et de Ziehl ou par la méthode de Borrel (1) pour la recherche des bacilles.

5° Chez deux malades, avant de pratiquer l'extirpation

1. Borrel. *Annales de l'Institut Pasteur*, 1894. -

des ganglions, nous avons eu à opérer pour des hyper-
trophies des amygdales et des tumeurs adénoïdes du pharynx. Amygdales et tumeurs adénoïdes nous ont servi
pour faire des inoculations au cobaye et pratiquer des
coupes histologiques.

Nos recherches ont porté sur cinquante-deux cas
d'adénites cervicales chroniques, pour lesquelles le diagnostic de tuberculose avait été porté à la suite de l'examen clinique.

Nous avons d'abord cherché à nous rendre compte de
la nature exacte de ces adénopathies, de façon à confirmer où à infirmer le diagnostic qui avait été fait. Il
résulte de ce travail que deux fois seulement l'expérimentation a démenti la nature tuberculeuse des ganglions,
tandis que cinquante fois la nature bacillaire a été mise
en évidence. Il y a donc à la région cervicale des adénites chroniques suppurées qui ressemblent à la tuberculose non seulement par leurs caractères cliniques mais
aussi par leur aspect macroscopique de sorte que au
cours de l'opération le diagnostic de tuberculose paraît se
confirmer. Pourtant elles ne sont pas tuberculeuses, car
les inoculations au cobayè, l'animal le plus sensible à
l'infection bacillaire, sont restées négatives ; nous aurions
pu admettre sans doute qu'il s'agissait là d'abcès froids
dont les bacilles sont morts ; notre maître, M. le professeur Lannelongue, et M. Achard (1) ont signalé des cas
de ce genre, mais dans lesquels il n'existait pas d'autre
espèce microbienne.

1. Lannelongue et Achard. — *Revue de la tuberculose*, avril 1896.

Nous serions certainement arrivé à la même conclusion si nous n'avions pas trouvé dans le pus du streptocoque ; comment supposer que les bacilles soient morts et que le streptocoque soit venu prendre leur place ? Et puis d'ailleurs, sur les coupes histologiques de ces ganglions nous n'avons trouvé que des lésions d'inflammation chronique ; il nous a été impossible de surprendre la moindre formation ressemblant de loin ou de près à un follicule tuberculeux, à une cellule géante ; or il nous semble que si la lésion avait été produite par les bacilles de Koch, on aurait dû, même après la mort de ceux-ci, trouver les lésions histologiques si caractéristiques auxquelles ils donnent naissance.

Du reste, si ces faits sont assez rares, ils ont été cependant signalés par quelques auteurs. En 1889, M. Ricard (1) a attiré l'attention sur une variété non tuberculeuse d'adénites chroniques, qui évoluent en dehors de toute tare, de toute diathèse, d'une façon lente et progressive. Dans ces cas, dit l'auteur, on ne trouve jamais plus de deux ou trois ganglions, bien isolés et bien distincts. Ils siègent toujours dans la région sus-hyoïdienne ou dans la région parotidienne. On n'y rencontre pas de bacilles de Koch et leur inoculation au cobaye reste négative.

En 1890, M. Nélaton (2) a fait sur ce sujet une intéressante leçon clinique à l'hôpital de la Charité ; il y rapporte six observations de suppurations subaigues ou chroni-

1. Ricard. Congrès français de chirurgie, 1889, 12 octobre, p. 674.
2. Nélaton. *Semaine médicale*, 1890, p. 402.

ques intra-ganglionnaires ne siégeant pas au cou sans doute, mais peu importe. Il insiste sur la difficulté de différencier ces suppurations des suppurations tuberculeuses. Dans ces cas, l'examen histologique n'a montré que des lésions inflammatoires franches, mais il n'a pas été fait d'inoculations. Plus tard, en 1884, a paru une importante revue générale de M. Mauclaire (1) sur ce sujet. L'année suivante, M. Dubard (2) a relaté trois cas d'adénites chroniques suppurées dont deux siégeaient au cou et dont le pus ne contenait que des staphylocoques. L'inoculation au lapin et au cobaye demeura négative.

L'auteur insista sur la difficulté de faire le diagnostic de ces formes d'adénites chroniques et des adénites tuberculeuses ; il conclut que l'examen bactériologique et les inoculations peuvent seules renseigner sur la véritable nature de ces suppurations.

Enfin, en 1896, M. Ricard a publié deux nouveaux cas du même genre dans lesquels le pus, examiné au point de vue bactériologique par M. Longuet, ne renfermait que du streptocoque à l'état de pureté comme dans nos deux observations. Les inoculations furent faites aux cobayes mais ne donnèrent pas de tuberculose.

Les adénopathies pseudo-tuberculeuses, quant à leur aspect clinique, existent donc bien réellement, mais elles sont excessivement rares ; nous n'en avons vu que deux cas sur cinquante-deux. D'ailleurs nous n'en trouvons pu-

1. Mauclaire. *Gazette des hôpitaux*, 1894, n° 15.

2. Dubard. *Bourgogne médicale*. Juin et septembre, 1895.

3. Ricard. *Gaz. des Hôp.*, 1896, 30 janvier, p. 117.

bliés, comme on le voit, qu'un nombre très restreint par rapport à l'énorme quantité d'adénites tuberculeuses que l'on opère.

Nous avons voulu nous rendre compte aussi de l'étendue et de la dissémination des lésions tuberculeuses. Dans ce but, à chaque fois que nous avons inoculé des fragments de ganglions caséeux, nous avons inoculé en même temps à un autre cobaye quelques petits ganglions qui semblaient à peine hypertrophiés et que nous avons pris au voisinage de la masse principale. Tandis que la première inoculation amenait la tuberculisation de l'animal, d'une façon constante (mis à part les deux cas précités) la seconde n'a donné de lésions tuberculeuses que vingt-sept fois sur quarante-neuf. Dans les 22 cas où les cobayes n'ont pas été tuberculisés, les coupes histologiques portant sur ces petits ganglions ont confirmé les résultats négatifs de l'inoculation.

Nous pouvons donc en conclure que la tuberculose des ganglions du cou est bien une tuberculose locale, et que si elle arrive à se propager de proche en proche, en égrenant pour ainsi dire la chaîne des glandes lymphatiques, elle ne gagne que lentement. Ces résultats montrent en outre d'une façon indéniable qu'on peut faire l'extirpation des adénites cervicales tuberculeuses en dépassant les limites du mal, et faire par conséquent une opération radicale. Ce sont là deux constations importantes, croyons-nous, et sur lesquelles nous nous appuierons pour donner la préférence au traitement par l'extirpation large.

Une autre question intéressante est celle des infections secondaires et de leur influence sur l'évolution de l'adénite tuberculeuse. Certes, lorsque dans un ganglion tuberculisé viendront s'installer des espèces pyogènes, la suppuration ne pourra guère manquer d'arriver plus rapidement, avec une forme plus ou moins aiguë hâtant la fistulisation. Mais cet agent secondaire est loin d'être indispensable ; sur les cinquante cas de tuberculose ganglionnaire du cou, dans lesquels nous avons examiné et cultivé le pus avec soin, nous avons trouvé neuf fois du streptocoque, neuf fois du staphylocoque « *aureus* » ou «*albus* » et six fois ces deux espèces réunies ; tandis que dans les vingt-six autres cas le pus ne contenait aucun autre microbe que le bacille de Koch. Il est donc certain que sous des influences, que je ne saurais préciser, le bacille tuberculeux peut amener une suppuration assez rapide, d'allure presque aiguë et cela *sans le concours d'aucun microbe d'infection secondaire.*

Un autre fait nous a encore frappé dans nos expériences ; c'est la lenteur avec laquelle évoluait le plus souvent la tuberculose des cobayes après l'inoculation. Plusieurs d'entre eux, inoculés depuis plus de deux mois ne semblaient pas avoir perdu de leur embonpoint, et n'eussent été le chancre d'inoculation et l'engorgement ganglionnaire, on n'aurait pas cru qu'ils fussent tuberculeux. Nous en avons sacrifié ainsi au bout d'un temps assez long qui présentaient cependant les lésions les plus nettes de généralisation tuberculeuse.

Après une série d'expériences intéressantes, M. Arloing (1) a cru pouvoir conclure que les bacilles de ces

1. Arloing. *Leçons sur la tuberculose recueillies par J. Courmont*, Paris, 1892, p. 152.

adénites dites scrofuleuses sont peu virulents ? Il pense que ce sont des races atténuées, qui sont devenues inoffensives pour les lapins. C'est sur ces faits qu'il s'appuie pour dire que la scrofule est une tuberculose atténuée.

Au contraire pour M. Nocard il n'y aurait de différence entre la scrofule et la tuberculose que par le petit nombre de bacilles qu'on rencontre dans le premier cas. Nous nous rattachons complètement à la manière de voir de M. Nocard. En effet, on sait aujourd'hui que le lapin est assez réfractaire à la tuberculose ; d'autre part les expériences récentes nous montrent que le bacille de Koch ne s'atténue guère. Ce qui fait la virulence plus ou moins grande c'est le nombre des bacilles vivants. Or dans nos cas nous avons rencontré fort peu de bacilles.

L'explication des suppurations dont nous avons parlé plus haut réside peut-être dans ce fait, que le bacille tuberculeux est d'autant plus pyogène que le terrain (Cornil) est plus résistant.

Enfin, de même que Arloing n'a jamais pu obtenir de cultures de tuberculose avec les adénites scrofuleuses, de même nous avons vainement essayé d'en avoir; même après plusieurs passages sur les cobayes, nous avons, dans cinquante cas, essayé des cultures nombreuses sur divers milieux, pomme de terre glycérinée, gélose glycérinée, jamais nous n'avons pu faire pousser de cultures tuberculeuses, même en ensemençant une grande quantité de matière suspecte ; cela prouve encore en faveur de la rareté des bacilles dans ces lésions.

Au reste, dans les coupes histologiques, nous avons vu des bacilles, mais en très petit nombre, et souvent il nous est arrivé d'examiner de longues séries de préparations sans pouvoir en rencontrer un seul.

CHAPITRE IV

ANATOMIE PATHOLOGIQUE

La tuberculose peut se localiser sur un plus ou moins grand nombre de ganglions du cou et donner naissance à des formes anatomiques un peu différentes par leur siège, leur étendue, la présence ou l'absence d'inflammation du tissu conjonctif autour des ganglions malades.

Mais quelle que soit la forme, l'évolution de la tuberculose dans le ganglion lymphatique est en somme toujours la même et passe par les mêmes phases principales.

Au cours des extirpations de ces glandes, on en trouve de toutes dimensions, les unes déjà suppurées se sont rompues en un point, infectant le tissu cellulaire voisin et donnant naissance à un abcès, qui peut lui-même s'ouvrir au-dehors, en ulcérant la peau et laisser une fistule tuberculeuse, à bords déchiquetés, décollés et d'une teinte violette. Le plus souvent cet abcès présente une poche fongueuse plus ou moins bien constituée suivant son âge, analogue à celle de tous les abcès froids, et contient un pus granuleux, mal lié, caractéristique ; mais parfois aussi, surtout lorsque la suppuration du tissu conjonctif est récente, le pus ne présente pas ces caractères et semble franchement phlegmoneux. Lorsqu'on a évacué le liquide,

on voit au fond de la cavité un orifice irrégulier par où
sort de la matière caséeuse, mêlée à des bourgeons mollas-
ses et grisâtres ; c'est le point où le ganglion a cédé pour
livrer passage au pus.

A côté de ces ganglions à moitié vidés, il en est d'autres
qui leur adhèrent plus ou moins intimement par péri-adé-
nite et qui présentent souvent d'intimes connexions avec
les gros vaisseaux, la veine jugulaire interne en particulier, et les nerfs. Leur volume peut atteindre et dépasser
celui d'un testicule dont ils rappellent la forme et la consistance. Leur coque est intacte, et ils sont rénitents. Si
on les coupe, on voit que le tissu ganglionnaire est à peu
près détruit et qu'il n'en reste qu'une mince coque de un
à deux millimètres, enveloppant une masse caséeuse ; tantôt ce caséum épais et jaunâtre a la consistance du beurre
ou de la matière sébacée ; tantôt il s'est séparé d'un liquide louche et séreux, pour se condenser, comme la ca-
séïne, dans le petit lait. Lorsqu'on perce un de ces ganglions avec la pointe du bistouri et qu'on presse légèrement sur ses parois, le contenu s'en échappe en forme de
filament, comme la matière d'un kyste sébacé.

Le ganglion est-il moins avancé dans son évolution ? le
foyer caséeux paraîtra festonné sur la coupe, et on aura
la sensation exacte qu'il s'est formé par la réunion d'une
série de foyers voisins primitivement isolés les uns des autres. C'est d'ailleurs ce que l'on rencontre à la coupe d'un
ganglion moins gros ; les foyers caséeux sont séparés les
uns des autres, un ou deux sont en train de se fusionner
et si l'on enlève la matière caséeuse qui ne se mélange
qu'imparfaitement à l'eau, on voit le parenchyme gan-

glionnaire pâle, grisâtre et comme creusé de plusieurs petites cavernes.

A un degré moins avancé encore, la coupe montre le parenchyme mou, faisant saillie hors de sa coque fibreuse, et parsemé de petites granulations, de petits points jaunâtres, entourés d'une zone très mince et d'un gris bleu. Ces points peuvent avoir de un à trois ou quatre millimètres de diamètre, et le ganglion lui-même, qui a l'aspect d'un rein blanc, atteint le volume d'une fève. Enfin dans le voisinage, on trouve de petits ganglions rouges et fermes, de la grosseur d'un haricot à celle d'une tête d'épingle et qui, à la coupe, ont une coloration rappellant la chair musculaire, ou un aspect grisâtre.

Mais on peut encore rencontrer deux autres formes anatomiques, la forme fibreuse et la forme crétacée ou calcifiée. Dans la première la coque du ganglion formée par un tissus conjonctif très dense, fibreux, est devenue très épaisse; elle peut atteindre jusqu'à un centimètre.

Les petits ganglions eux-mêmes ont presque disparu au milieu de leur enveloppe épaissie.

Dans la seconde forme beaucoup plus rare, qui succède ordinairement, comme nous le verrons, à la forme fibreuse, ou qui peut l'accompagner, le ganglion présente des noyaux durs, plus ou moins volumineux, criant sous le couteau, et parfois même ne se laissant que difficilement entamer. Ceci résulte d'un dépôt de sels calcaires autour des points malades et dans leur épaisseur même; on peut en rencontrer jusque dans l'épaisseur du parenchyme des petits ganglions, où ils forment une ou deux granulations blanchâtres, tellement dures qu'elles ébrèchent le rasoir

du microtome quand on veut faire des coupes histologiques. Nous verrons qu'à côté de ces granulations calcaires visibles à l'œil nu il en existe d'autres moins avancées, microscopiques, dont la genèse est particulièrement
intéressante.

L'examen histologique de ces différentes formes va nous
éclairer sur la façon dont ces lésions s'établissent.

Nous étudierons des coupes pratiquées :

1° Sur les ganglions légèrement hypertrophiés ;

2° Sur les ganglions présentant des tubercules miliaires ;

3° Sur les ganglions caséeux ;

4° Sur les ganglions ayant subi la transformation fibreuse:

5° Sur les ganglions calcifiés.

1° *Ganglions légèrement hypertrophiés*. — L'examen
microscopique, après coloration au picro-carmin ou à l'hématéïne, montre des lésions qui rappellent absolument
celles de l'hyperplasie simple ; les cellules ganglionnaires
sont devenues très nombreuses ; on voit des points congestionnés. On rencontre souvent aussi un épaississement
considérable du tissu conjonctif qui forme la coque du
ganglion, et de cette coque périphérique partent des travées conjonctives plus ou moins épaisses qui pénètrent
entre les corpuscules lymphatiques. Ces travées portent
des vaisseaux sanguins, qui sur la coupe ont des parois
épaissies et sclérosées; mais en aucun point on ne voit des
cellules géantes, et je n'ai jamais pu y colorer de bacilles
de Koch. Pourtant les ganglions en contiennent, non pas
d'une façon constante mais dans quelques cas ; car après
leur inoculation j'ai vu la tuberculose généralisée évoluer
chez le cobaye. Du reste, des recherches de Brouardel,

Pizzinı, Briault (1), ont montré qu'un bon nombre d'individus chez lesquels on ne trouve pas de lésions anatomopathologiques offrent pourtant dans leurs ganglions des bacilles de Koch et que des sujets peuvent être atteints de tuberculose ganglionnaire alors que l'examen histologique et que les cultures ne révèlent pas de lésions bacillaires ; car les inoculations donnent un résultat positif.

Il ne faudrait cependant pas croire que tous les petits ganglions voisins des masses tuberculisées principales sont déjà frappés de tuberculose. Nous avons vu, dans un certain nombre de cas, leur inoculation rester négative ; mais alors même, on constatait au microscope l'hyperplasie cellulaire et la prolifération plus ou moins intense du tissu conjonctif. Il semblerait donc que ces ganglions subissent une irritation de voisinage. Peut-être sont-ils irrités par les toxines des bacilles et réagissent-ils sous cette influence.

2° Ganglions présentant des tubercules miliaires. — Disons de suite que ces lésions tuberculeuses peuvent très bien ne pas être visibles à l'œil nu et qu'on les rencontre dans le parenchyme de ganglions qui semblent simplement hypertrophiés, ou dans ce qui reste de tissus glandulaires entre deux ou plusieurs foyers caséeux.

Les lésions tuberculeuses que l'on rencontre ici sont celles du début; c'est le tubercule avec sa cellule géante centrale, plus ou moins régulière et sa couronne de noyaux ; ailleurs s'y ajoutent des cellules épithélioïdes et

---

1. Voir *Traité de chirurgie clinique et opératoire de Le Dentu et Delbet*, t. IV, p. 500, article de H. Brodier.

enfin une zône de petites cellules rondes embryonnaires.

On peut voir sur la planche I les stades de l'évolution de la cellule géante ; à côté de la figure 1, qui représente la coupe d'un ganglion normal, les figures 2 et 3 montrent des cellules géantes formées dans l'intérieur même des corpuscules lymphatiques et autour desquelles il n'y a encore que peu ou pas de condensation cellulaire. La figure 4, au contraire représente une énorme cellule géante au milieu d'une masse de cellules épithélioïdes et embryonnaires formant le tubercule complet. Nous remarquerons en passant les gigantesques dimensions de cette formation, qui dépassent de beaucoup celles indiquées en général par les auteurs : (longueur totale 315 μ ; largeur totale 192 μ 50 ; longueur de la couronne de noyaux 133 μ ; largeur 52 μ, 50).

Un fait assez important c'est que ces cellules géantes se développent toujours dans les follicules lymphatiques, vers leur périphérie et jamais au milieu des petites cellules ganglionnaires qui les séparent. D'autre part lorsqu'on surprend la tuberculisation du ganglion à son début, c'est le plus souvent dans les follicules de la périphérie du ganglion que se développe la lésion tuberculeuse.

Si nous rapprochons ce fait du mode de circulation de la lymphe dans les ganglions, nous pouvons en tirer quelques conclusions.

La lymphe arrive (1) dans le ganglion par les vaisseaux afférents qui pénètrent la périphérie de la glande ; elle circule dans les ramifications qu'ils présentent dans la

---

1. Voir Mathias Duval, *Précis d'histologie*. Paris, 1897, page 752.

capsule à laquelle ils abandonnent toutes leurs tuniques sauf l'endothélium. De là, la lymphe passe dans les sinus lymphatiques corticaux qui l'amènent aux sinus médullaires ou canaux caverneux : de ces derniers sinus elle est collectée dans le réseau lymphatique du stroma du hile, d'où elle sort par le ou les vaisseaux efférents.

Au niveau de ces sinus la lymphe circule donc dans les espaces traversés par des travées conjonctives qui doivent ralentir son cours, et elle circule au contact de la substance folliculaire dont elle n'est séparée que par l'endothélium du sinus, que les leucocytes traversent avec la plus grande facilité par diapédèse.

Cela ne nous explique-t-il pas pourquoi le bacille de Koch s'arrête et produit des lésions à la périphérie de la glande et le plus souvent au pourtour du follicule lymphatique ? La cellule géante aurait donc son origine dans l'intérieur du sinus lymphatique, plus rarement au centre même du follicule. Quant à son mode de formation, nous nous rangeons absolument à l'opinion de MM. Metchnikoff, Krause, Borrel (1), etc., et nous la considérons comme le résultat, non pas d'une division nucléaire dans une cellule, mais de la conglomération pure et simple de plusieurs phagocytes dont le protoplasma s'est fusionné autour du bacille ; les noyaux sont au contraire restés en couronne plus ou moins régulière à la périphérie.

3° *Ganglions caséeux.* — Les ganglions caséeux représentent un stade plus avancé que le précédent ; le tubercule édifié par l'organisme contre le bacille s'est formé ;

1. Borrel. *Annales de l'institut Pasteur*, 1893, p. 593 et 1894, p. 65.

plusieurs cellules géantes, plusieurs follicules tuberculeux se sont fusionnés, mais les cellules ont finit par mourir. Rindfleisch pense que la néoformation obstrue les voies lymphatiques de la glande et que de plus elle comprime les capillaires sanguins au point d'arrêter complètement la circulation. Les tissus privés de l'apport sanguin nécessaire à leur nutrition subissent la dégénérescence caséeuse. Virchow admet le même mécanisme. Peut-être faudrait-il y ajouter l'influence directe des sécrétions du bacille sur les éléments cellulaires. Enfin nous avons vu que l'irritation chronique, précédant même l'invasion bacillaire dans les petits ganglions voisins des masses principales, aboutissait à l'hyperplasie conjonctive avec sclérose péri-vasculaire ; ce processus doit aussi apporter une certaine gêne à la circulation et favorise par conséquent la dégénérescence caséeuse.

Sur les coupes de glandes lymphatiques arrivées à ce stade, nous voyons, comme le montre la figure 2 de la planche II, les cellules rondes à gros noyaux se condenser autour du foyer caséeux, puis devenir de plus en plus rares et disparaître à mesure qu'on se rapproche du centre. Là on ne trouve plus qu'une masse amorphe, granuleuse, dans laquelle on ne peut reconnaître ni cellules, ni noyaux.

Il va sans dire qu'en s'éloignant de ce foyer nécrosé on rencontre du tissu ganglionnaire sclérosé, des follicules tuberculeux isolés ou réunis, d'autres foyers caséeux moins étendus. Enfin la coque du ganglion est extrêmement épaissie et fibreuse.

4° *Ganglions fibreux.* — La transformation fibreuse

peut prendre dès le début des proportions plus importantes. Avant même que la caséification ait eu lieu, le
tissu conjonctif s'est hyperplasié avec une grande activité
et il a édifié pour ainsi dire une barrière autour de la lésion tuberculeuse ; malheureusement cette barrière n'est
pas infranchissable pour le bacille. La figure 1 de la planche
II nous montre un exemple de transformation fibreuse.
On y voit une cellule géante qui marque la place occu-
pée jadis par l'ampoule lymphatique (sinus et follicule) ;
mais le processus de sclérose a été tellement rapide et
intense que la structure du ganglion a été complètement
bouleversée. Sur les coupes on constate la présence de
bandes fibreuses épaisses, entrecroisées, prenant une disposition concentrique, annulaire, autour des follicules
atteints ou encore indemnes de lésions tuberculeuses ;
ces follicules sont déformés, ratatinés, et finissent par
disparaître sous la rétraction du tissu fibreux qui les
enserre. Il semble, à regarder ces préparations, qu'il s'a-
gisse d'une cellule géante au milieu du tissu conjonctif
et c'est à peine si par places on retrouve quelques vesti-
ges du tissu ganglionnaire.

5° *Ganglions calcifiés.* — On admet généralement que
dans des cas assez rares, il peut se faire des dépôts calcaires, en masse ou par îlots autour de la lésion tuberculeuse et certains auteurs considèrent cette formation comme un processus de guérison définitive. Nous pensons que
cette calcification doit être rare comme on l'a dit; sur
des pièces provenant de cinquante cinq malades, nous ne
l'avons rencontrée qu'une seule fois.

Les figures 3 et 4 de la planche II montrent l'aspect de

ces masses calcaires, situées à la place d'un follicule lymphatique détruit, entourées par des zones de petites cellules rondes et par du tissu fibreux ; elles apparaissent nettement formées de couches concentriques de volume variable, et au centre desquelles on voit les restes d'une cellule géante. Nous n'avons jamais pu colorer au centre de ces masses de bacilles tuberculeux. Parfois avec la coloration au Ziehl et à l'hématéïne nous y avons vu quelques granulations rouges, mais qui n'avaient même pas nettement l'aspect des bacilles en partie décolorés, comme en ont vu Erlich (1), Nocard et Roux (2), Metchnikoff (3), Czaplewski (4) et Straus (5) ; mais l'inoculation sous-cutanée faite au cobaye a prouvé dans tous les cas leur nature tuberculeuse. Lorsqu'on examine ces noyaux à un fort grossissement, on voit qu'il existe quelques différences entre eux suivant leur volume. Les plus gros (planche II, fig. 4, a.) présentent, entre les couches concentriques qui les constituent, quelques cellules, dont les noyaux apparents semblent aplatis par la compression entre deux lames : les uns se colorent encore très bien par l'hématéïne, d'autres ne se teintent que légèrement. Les moins volumineux de ces corps sont uniquement formés (Planche II. figure 4,)b. de couches concentriques entre lesquelles il n'apparaît aucune trace de noyaux cellulaires.

1. Erlich. *Deutsche Med. Wochenchrift*, 1883, p. 159.

2. Nocard et Roux. *Annales de l'Institut Pasteur*, tome I, 1887, p. 28.

3. Metchnikoff. *Virchow's Arch*, 1883, Bd 114, p. 70.

4. Czaplewski. *Die Untersuchung des Auswurfs auf Tuberkelbacillen.* Iéna, 1891, p. 53.

5. Straus. *La tuberculose et son bacille*. Paris, 1895, p. 168.

L'examen de ces coupes nous a tout particulièrement intéressé, car nous cherchions dans nos préparations à voir des corps calcaires comme Schüppel (1) en a décrit. Jamais, à vrai dire, nous n'en avons rencontré, ni dans les frottis faits avec la surface de section d'un ganglion, ni dans les coupes ; et les corps dont nous donnons la figure sont très différents de ceux de Schüppel.

Cet auteur n'a rencontré que dans deux cas des concrétions calcaires en couches concentriques, dont il compare l'agencement aux lames du bulbe de l'oignon. Dans l'un de ces cas il y avait en même temps des foyers caséeux.

Dans l'intérieur des granulations formées par la confluence de plusieurs petits tubercules, on trouve, dit-il, des concrétions organiques calcifiées qui sont d'abord liées aux cellules géantes. Leurs dimensions varient de 8 à 150 µ. Leur forme est arrondie, régulière, ou mamelonnée. Quand on y ajoute de l'acide chlorhydrique, la chaux qui entre dans leur constitution donne de l'acide carbonique et il ne reste que des corps transparents, formés de couches concentriques. Par la soude caustique diluée ces couches deviennent plus apparentes. Enfin les acides minéraux font disparaître ces corps et il ne reste qu'une masse transparente et molle.

Ces concrétions au début sont toujours situées au centre d'une cellule géante. Les noyaux paraissent pâles, à peine visibles ; la substance totale de la cellule est presque vitreuse. Ensuite, par le développement des concrétions et la néoformation des couches périphériques la cel-

—————

1. Schüppel. *Lymphdrüsentuberkülose*. Tübingen, 1871, p. 79.

lule se transforme en un corps stratifié. Quelquefois, on peut voir plusieurs concrétions agglomérées et entourées par des couches communes dans un même tubercule.

Ces concrétions qui ressemblent, dit Schüppel, aux granulations de Paccioni, doivent être considérées comme le résultat d'une métamorphose régressive lente des cellules géantes, et à leur centre on peut quelquefois colorer des bacilles de la tuberculose.

Les formes que nous avons vues ne sont pas semblables à celles que Schüppel et d'autres après lui, Kruckmann (1) et Ziegler (2) en particulier ont rencontrées dans la tuberculose. Les corps dont nous donnons la reproduction (Pl. II, fig. 3 et 4) sont plus gros que ceux dont parle l'auteur allemand. Nous ne les avons jamais vus réduits à de petites dimensions, ni entourés par la couronne de noyaux de la cellule géante. Cela viendrait de ce que nous n'avons pas vu le début de ces formations ? et faut-il admettre que les couches concentriques et les dépôts calcaires se font autour du bacille dans la cellule géante, et que, progressant de plus en plus par adjonction de couches nouvelles, ce corps envahit et englobe la cellule géante et même les cellules épithélioïdes et embryonnaires à la limite ? Nous répondrons catégoriquement par la négative.

Nous avons montré nos coupes à notre savant maître M. Metchnikoff et à M. Borrel, qui nous ont bien prouvé la

1. Kruckmann, *Virchow' s Archiv.*, Bd. 139, p. 118.

2. Ziegler. *Lehrbuch der speciellen patologischen Anatomie.* Iéna, 1886.

non-identité de nos corps calcaires et de ceux de Schüppel, en nous mettant sous les yeux des préparations de rate de mériones tuberculeux, contenant les corps de Schüppel.

D'ailleurs chez le mériones on rencontre aussi d'autres formations calcaires ou couches concentriques volumineuses, analogues à celles que nous représentons ici ; elles sont aussi très fréquentes dans la tuberculose de la vache. Chez l'homme, elles sont beaucoup plus rares.

Tandis que dans la formation décrite par Schüppel, les sels calcaires fournis par les cellules se déposent dans des couches concentriques probablement secrétées par le bacille, dans notre cas il s'agit de tubercules fibreux à disposition régulièrement concentrique, dans lesquels se sont déposés les mêmes sels calcaires.

Nous conclurons donc que les corps de Schüppel sont très rares, puisque sur un très grand nombre de coupes nous n'avons pas pu en rencontrer.

Il nous resté à parler de deux cas dans lesquels le diagnostic clinique de tuberculose des ganglions du cou paraissait confirmé par l'opération et fut démenti par les inoculations, les cultures et l'examen histologique.

Ces ganglions étaient suppurés, mais non fistuleux ; ils avaient évolué lentement, en donnant naissance à un abcès froid ganglionnaire avec périadénite. A l'incision il s'écoula du pus mal lié, grumeleux, et on extirpa des glandes lymphatiques hypertrophiées, présentant des points ramollis et suppurés, à parois fongueuses, mais sans caséification.

Les cultures ont montré qu'il s'agissait de streptocoques peu virulents et les inoculations aux cobayes sont restées négatives au point de vue de la tuberculose.

Ces deux faits doivent être rattachés à des adénites chroniques simples, qui sont rares sans doute, mais existent d'une façon certaine. H. Brodier (*Loc. cit.*) dans le *Traité de chirurgie clinique et opératoire de Le Dentu et Delbet* dit que les adénites peuvent entraîner cinq transformations dans les ganglions.

1° *La sclérose ganglionnaire*, dans laquelle le parenchyme s'atrophie tandis que les travées conjonctives s'hypertrophient.

2° *La calcification*, stade plus avancé que la sclérose. Elle peut être massive ou plus souvent irrégulière par noyaux; on la constate surtout chez les vieillards, en dedans de la coque fibreuse capsulaire du ganglion.

3° *La pigmentation ganglionnaire.*

4° *La dégénérescence graisseuse*, pseudo-lipome des ganglions de Weber, et la dégénérescence amyloïde, toutes les deux fort rares.

5° *La suppuration.* Dans nos deux cas, les ganglions examinés présentaient les caractères de la dégénérescence fibreuse, avec suppuration froide par îlots; quelques-uns de ceux-ci s'étaient fusionnés pour donner l'abcès froid.

CHAPITRE V

SYMPTOMES ET ÉVOLUTION

La tuberculose des ganglions lymphatiques se traduit par des symptômes cliniques, dont les caractères sont généralement assez nets pour permettre de porter un diagnostic sans hésitation.

Son début est souvent difficile à préciser, car les malades ne viennent généralement réclamer des soins que fort tard, lorsque la tuméfaction de leurs glandes devient gênante par son volume, lorsqu'elle est douloureuse. Trop souvent même ils ne s'inquiètent que lorsque la suppuration a eu lieu et que la fistulisation est établie. Suivant la période à laquelle on examine ces sujets, les symptômes diffèrent et sont en rapport avec la phase évolutive où la maladie est arrivée.

1° A l'origine, on constate l'augmentation du volume d'un ou de plusieurs ganglions, qui forment de petites tumeurs mobiles sous les téguments et sur les tissus profonds. Ils sont bien séparés les uns des autres, tout en étant groupés dans une même région. Leur volume est très variable; tantôt ils ont la grosseur d'une noisette ou même d'une noix; tantôt ils sont du volume d'un haricot ou d'un pois. Le plus ordinairement, pour ne pas dire toujours, on en rencontre de dimensions diverses à côté les uns des autres. Leur consistance est dure; ils roulent sous les doigts et se dérobent au palper. Leur indolence est, en général, complète, sauf dans les cas à marche rapide ; quelquefois cependant les malades accusent un peu de sensibilité et des douleurs vagues et sourdes.

Lorsque ces ganglions se développent sous le muscle sterno-mastoïdien il est difficile de les percevoir nettement à ce stade. Ils déterminent seulement un léger relief du muscle, un élargissement du cou; et le palper ne perçoit qu'un empâtement profond. Cependant si l'on explore avec soin, en avant et en arrière du muscle, on sent d'ordinaire quelques glandes peu volumineuses qui mettent sur la voie du diagnostic; mais il est difficile à cette époque de pouvoir affirmer la nature tuberculeuse de cet engorgement.

2° L'évolution du bacille et des lésions qu'il détermine va bientôt modifier les caractères de ces adénopathies. On voit alors une déformation beaucoup plus accentuée de la région.; les téguments sont soulevés par une ou plusieurs tumeurs, de forme régulièrement ovoïde, et dont les dimensions sont celles d'un œuf de pigeon ou d'un œuf de dinde, pour les plus volumineuses. Au palper, on les trouve, non pas franchement fluctuantes, car leur coque est encore intacte, mais rénitentes; c'est-à-dire qu'elles donnent la sensation d'un corps élastique et dépressible : ceci peut tenir à la tension du pus collecté dans le ganglion ou à la consistance des produits de dégénérescence caséeuse.

Autour de ces ganglions volumineux on en sent toujours d'autres moins développés et même de tout à fait petits qui ont gardé leur consistance dure.

Les uns comme les autres sont mobiles et bien séparés ; mais il peut arriver aussi qu'ils soient agglomérés en une masse par l'apparition d'une périadénite.

3° Sous l'influence de l'inflammation irritative du tissu conjonctif péri-ganglionnaire, les glandes volumineuses vont adhérer les unes aux autres. Après ce fusionnement on.trouvera une seule masse beaucoup plus grosse naturellement, bosselée et irrégulière. Lorsque le sterno-mastoïdien la recouvre, l'aspect mamelonné n'apparaît pas toujours aussi nettement, mais le palper le décèle. C'est là ce qu'on appelle communément « *un paquet ganglionnaire* ». Toute cette masse est encore mobilisable en totalité et la peau qui la recouvre est intacte. Il n'est pas rare de trouver à ce moment une certaine sensibilité de la région et quelquefois des douleurs assez vives. C'est aussi dans cette forme qu'on a le plus fréquemment des douleurs irradiées, des fourmillements, des engourdissements variables avec le siège de la tuméfaction.

On comprendra sans peine que les nerfs du plexus cervical ou du plexus bracchial, etc. puissent être englobés dans la prolifération conjonctive et comprimés. La compression des vaisseaux est également possible, mais exceptionnelle. Nous en dirons autant pour le refoulement de la trachée et du larynx signalé par quelques auteurs ; ce sont des faits très rares.

Lorsque la périadénite s'accentue, la consistance change. Primitivement elle était inégale ; en certains points on trouvait de la résistance, de la fluctuation même, à côté de zones indurées ; plus tard la masse ganglionnaire devient uniformément dure et ligneuse, surtout lorsqu'il n'y a qu'une dégénérescence caséeuse sans suppuration franche.

Mais un fait sur lequel nous voulons insister, c'est l'existence à peu près constante de petites glandes encore isolées autour de la masse principale. C'est un signe très important pour le diagnostic avec les kystes en particulier.

La périadénite peut aussi succéder à la rupture de la coque d'un ganglion suppuré ; elle accompagne alors la forme suivante.

4° *Abcès froid*. — Les altérations du parenchyme ganglionnaire vont bientôt se propager de proche en proche pendant que les produits caséeux ou le pus s'accumulent dans la cavité ainsi formée par destruction du tissu. Soit par excès de tension du contenu, soit par ulcération de la coque ganglionnaire, un orifice se trouve créé, par où la matière septique va faire issue pour venir contaminer le tissu cellulaire : un abcès froid en sera la conséquence. Cet abcès se développe presque toujours vers la peau, car c'est le point le moins résistant. Il est très rare de voir l'ouverture dans les vaisseaux sanguins (Hüeter, Garré), qui détermine une tuberculose miliaire et la mort rapide.

Si on examine le malade à cette période, on trouve une collection liquide, franchement fluctante cette fois, et reposant sur une masse indurée, empâtée, irrégulière. Autour, on trouve encore des ganglions peu volumineux, durs, et qui sont restés distincts.

La peau peut demeurer intacte quelque temps encore; mais bientôt elle va devenir adhérente; elle s'amincira, deviendra rouge ou violacée, et la fistulisation sera imminente.

Notons que ces modifications peuvent avoir lieu dans un court espace de temps, parfois en une semaine. Les téguments deviennent chauds et paraissent un peu œdématiés à la périphérie. Ceci semble indiquer une infection secondaire, une invasion par des microbes de la suppuration commune. En fait cela peut être, mais nous avons pu nous assurer par les cultures, que cette évolution rapide, presque chaude, a souvent lieu par la seule action du bacille de Koch et sans que l'aide d'une infection secondaire soit nécessaire.

5° *Fistule.* — L'évacuation du pus a lieu soit spontanément, soit avec le secours d'une incision. Ce pus se présente sous deux aspects; tantôt c'est un liquide séreux, légèrement trouble et dans lequel nagent des grumeaux blanchâtres et concrets; tantôt au contraire c'est du pus franc, bien lié, crémeux, légèrement strié de sang et qui rappelle plutôt celui d'une suppuration aiguë que d'une lésion bacillaire; et pourtant, nous l'avons dit, il se montre souvent stérile dans les cultures ordinaires, il n'est que tuberculeux. Après l'évacuation du pus, la tumeur s'affaisse, diminue de volume, mais l'écoulement ne se tarit pas; les bords de la plaie s'organisent et s'infectent en même temps et la fistule s'établit. On voit des bourgeons charnus d'aspect humide et vitreux, grisâtres, sans vitalité, au fond de la plaie. La peau est violacée, amincie et décollée, intimement adhérenté aux tissus sous-jacents, qui forment encore une masse dure et irrégulière.

Plusieurs fistules peuvent se constituer ainsi côte à côte ; elles restent séparées par des lambeaux de peau violette, mince et quelquefois décollés ; peu à peu ces lambeaux eux-mêmes se détruisent et on a une perte de substance festonnée et sinueuse, de mauvais aspect.

L'évolution à partir de ce moment est variable ; tantôt l'écoulement purulent persiste indéfiniment ; tantôt la plaie bourgeonne irrégulièrement et donne une cicatrice déprimée, sinueuse, large et violette, adhérente aux tissus profonds et reposant sur la masse indurée qui persiste. De temps à autre, un nouvel abcès, une fistule se reforment, ou bien des croûtes se produisent sur des trajets fistuleux mal éteints.

Tels sont les caractères avec lesquels peuvent se présenter les ganglions tuberculeux de la région cervicale, avec quelques modifications, dues au siège qu'ils occupent. Mais ils ne passent pas fatalement par toutes les périodes successives que nous venons d'indiquer. C'est ainsi que l'ouverture au dehors peut se faire directement par adhérence à la peau, sans périadénite et sans abcès froid. De même encore des ganglions tuberculeux ayant subi la dégénérescence caséeuse peuvent rester des années, presque indéfiniment à ce stade.

Parfois, après une poussée de développement, la masse ganglionaire regresse, mais sans disparaître, et ne continue à évoluer que beaucoup plus tard. Ces poussées coïncident souvent avec une infection secondaire, et celle-ci, pour ne pas être indispensable à la suppuration aiguë ou subaiguë, la déterminent cependant dans bien des cas.

Les ganglions tuberculeux du cou peuvent-ils guérir spontanément ?

Oui sans doute, tous les auteurs l'admettent. Combien ne voit-on pas d'individus portant les cicatrices indélébiles de ce que les anciens nommaient « *les Ecrouelles?* » Après suppuration l'élimination des produits tuberculeux peut être complète et la maladie prendre fin. Mais le plus souvent il reste des ganglions moins avancés qui évolueront par la suite et la guérison n'est qu'apparente.

Certains auteurs, et en particulier Verneuil (1), Willerd (2) etc., ont avancé que les suppurations chaudes avec ouverture au dehors, les érysipèles favorisaient la guérison de la tuberculose, et que les microbes pyogènes communs étaient bactéricides pour le bacille de Koch. Comme Vassiliew (3) nous croyons plutôt que l'infection secondaire aggrave l'état des malades et favorise la diffusion de la tuberculose.

Quant à la régression définitive de ganglions caséeux ou suppurés, nous la croyons plus apparente que réelle. Dans quatre cas, où elle paraissait avoir eu lieu, Vassiliew a vu survenir tardivement une poussée nouvelle, beaucoup plus considérable et plus étendue.

Quoi qu'il en soit, tout le monde nous accordera que la guérison spontanée de la tuberculose ganglionnaire du

---

1. Verneuil. *Deuxième congrès pour l'étude de la tuberculose chez l'homme et chez les animaux.* Paris, 28 juillet 1891.

2. Willerd. *Centralbl. f. Chir.*, 1895, n° 47.

3. Vassiliew. *Loc. cit.*

Petit   6

cou est exceptionnelle et beaucoup trop rare pour qu'on puisse se reposer sur l'espoir d'une évolution naturelle favorable.

La marche des adénopathies cervicales tuberculeuses est variable ; elle peut être aiguë ou chronique.

La forme aiguë est la moins fréquente ; elle paraît être plus spéciale à l'adulte. C'est en quelques semaines ou en quelques jours que les ganglions se prennent, ils se ramollissent rapidement et s'ouvrent au dehors, puis ils évoluent à la façon des adénites tuberculeuses fistulisées. Cette évolution rapide s'accompagne souvent d'une élévation thermique assez marquée ; dans un cas nous avons vu le thermomètre monter jusqu'à 39° ; plus communément il oscille autour de 38°. Ces cas seraient pour M. Walther ceux qui se terminent le plus souvent par généralisation de la tuberculose.

Dans la forme chronique, l'évolution est particulièrement lente ; les malades demeurent longtemps à une même période. Sous des influences diverses, souvent au printemps et à l'automne, les ganglions augmentent de volume brusquement et s'étendent; puis au bout d'un temps variable ils redeviennent stationnaires, ou même ils regressent un peu. Mais on constate que de nouveaux ganglions ont été intéressés autour de la masse principale. Fort longtemps, on peut voir ces engorgements rester stationnaires, avec quelques alternatives d'augmentation et de régression, jusqu'à ce qu'enfin ils suppurent et deviennent fistuleux.

Quant à l'état général du malade, il peut être celui d'un

tuberculeux avéré, mais bien souvent il reste si bon qu'on est véritablement surpris de trouver un sujet gras et vigoureux, porteur d'une importante lésion tuberculeuse.

CHAPITRE VI

TRAITEMENT

Peu de questions peut-être ont soulevé autant de discussions que le traitement des adénites dites scrofuleuses. Notre intention n'est pas de refaire l'histoire des diverses méthodes thérapeutiques qui ont été tour à tour vantées et combattues. On la trouvera répétée dans une série de thèses qui ont été faites sur ce sujet pendant ces dernières années par Colas (Lille, 1891), Vidal (Paris, 1891), Couvreur (Paris, 1892), Péchaud (Paris, 1892), Labat-Labourdette (Paris, 1893), Berchon (Paris, 1894), Binet (Paris, 1894), Duhamel (Paris, 1895), etc. Nous ne nous occuperons donc pas de rechercher si Hippocrate, Galien, Vésale, Falloppe, Sanctorius, Ambroise Paré et plus tard Larrey, Baudens, Sédillot, Velpeau, etc., etc., étaient partisans de l'extirpation de ces glandes. Comme le fait remarquer notre collègue et ami Manson (thèse de Paris, 1896), ce n'est plus le moment d'envisager les opinions chirurgicales antérieures à l'antisepsie.

Le traitement des adénites cervicales tuberculeuses comprend deux parties bien distinctes mais qu'il ne faut pas séparer en pratique : le traitement général et le traitement local.

1° *Traitement général*. — On ne doit pas oublier que le sujet porteur d'une lésion tuberculeuse locale est menacé de généralisation et qu'il faut seconder son organisme, pour le mettre en état de résister à l'invasion microbienne.

Ce que l'on a appelé le tempérament lymphatique scrofuleux existe bien réellement et constitue une prédisposition véritable à la tuberculose. Le tableau en a été bien tracé par Ch. Potin (1), Grancher, etc. La bouffissure de la face, la mollesse des chairs, la finesse de la peau, l'hypertrophie de la lèvre supérieure, le nez épaté, gros à la pointe, aplati à la racine, en sont les traits caractéristiques.

L'hygiène doit être particulièrement surveillée chez de tels sujets.

L'habitation saine, bien aérée, à la campagne, l'exercice modéré, seront utilement conseillés ; les bains de mer (2), les eaux thermales bromo-iodurées sont aussi de bons adjuvants. Mais malheureusement, ces moyens ne sont applicables que dans une certaine classe de la société, et d'autre part, ils sont d'ordinaire notoirement insuffisants. Cazin, à Berk-sur-Mer, ayant mis ses malades dans les meilleures conditions, a dû en opérer 112 sur 335, ce qui fait plus de 30 0/0. L'alimentation a également son

---

1. Ch. Potin. *L'habitus dans les maladies scrofuleuses.* Paris, 1879.

2. Cazin. *De l'influence des bains de mer sur la scrofule des enfants.* Paris, 1885 (Asselin et Houzeau).

importance ; le lait, le beurre, l'huile, etc., etc., les aliments gras en général, en constitueront la base.

Quel que soit le traitement local auquel on donne la préférence, il faudra faire prendre au malade de l'huile de foie de morue pendant longtemps, du quinquina, du sirop d'iodure de fer, du phosphate de chaux, etc., etc., suivant la façon dont ces médications sont tolérées.

La créosote à l'intérieur, ou mieux en injections sous-utanées (Burlureau) donne aussi de merveilleux résultats.

Ajoutons que chez les lymphatiques et les scrofuleux, les soins de propreté doivent être poussés jusqu'à la minutie. Il faut surveiller et aseptiser autant que possible la bouche, les téguments de la face et du crâne (gourme), etc., de façon à éviter de laisser une porte d'entrée trop facile au bacille de Koch, qui ne manquerait pas de pulluler sur un terrain aussi favorable.

Nous reconnaissons donc en somme au traitement général toute son importance ; on n'y saurait trop insister. Il doit précéder le traitement local et il doit être continué longtemps après.

2° *Traitement local*. — Nous n'avons pas à nous arrêter longtemps sur les applications irritantes, les pommades dites fondantes, dont l'inefficacité est avérée, et qui sont même des moyens nuisibles. Si le bacille de la tuberculose s'est installé dans un ganglion, que pourrait y faire une couche de teinture d'iode appliquée sur la peau ! Elle expose à créer des portes d'entrées aux infections secondaires, sans aucun bénéfice.

Signalons en outre l'électricité, qui, d'après Labat-Labourdette (1), donnerait de merveilleux résultats dans les adénites chroniques simples ou tuberculeuses avant la période de ramollissement. Nous ne l'avons jamais employée, ni vu appliquer, par conséquent nous n'en saurions pas juger. Mais il est vraiment étonnant, si cette pratique donne des résultats aussi remarquables, qu'elle ne soit pas plus répandue.

Deux méthodes restent alors en présence : les injections interstitielles antiseptiques et l'opération.

A. — *Injections interstitielles*. — Cette méthode a été imaginée par Luton de Reims et elle a été acceptée avec la plus grande faveur. Dès lors, on a tour à tour injecté la teinture d'iode, la liqueur de Fowler, la solution phéniquée à 3/100, la solution de nitrate d'argent. Le succès ne répondant pas suffisamment à ces tentatives, on eut recours au chlorure de zinc, à l'acide phénique en solution forte pour détruire le ganglion; Bouchut proposa même de le faire digérer par la papaïne.

Verneuil fut le vulgarisateur des injections d'éther iodoformé, qui jetèrent le traitement chirurgical dans une phase de discrédit. Ces injections donnèrent quelques résultats, surtout dans les cas où il existait un abcès froid ; mais elles ont au cou en particulier un grave inconvénient, à cause du gonflement énorme que produit l'éther en se vaporisant. Verchère, dans un mémoire, rapporte plusieurs cas de guérison ; mais Blaizot, dans sa thèse, Poisson, de Nantes, disent n'avoir pas obtenu de si brillants résultats. Bou-

1. Labat-Labourdette. Thèse de Paris, 1893.

ju (1), vante cette méthode, mais ne rapporte pas d'exemples probants de guérison définitive. Dans les adénites non ramollies, notre maître, M. le professeur Le Dentu (2) a tenté aussi les injections d'éther iodoformé et déclare n'en avoir jamais obtenu de bons résultats.

M. Schwartz (3) préfère les injections de naphtol camphré, auxquelles David (4) attribue de merveilleux effets ; Gaudemard (5), Berchon, etc., partagent cette manière de voir.

En somme les injections de solutions antiseptiques n'ont pas donné de résultats aussi heureux qu'on l'avait espéré. On les a préférées au traitement chirurgical parce qu'elles sont plus faciles à faire et parce que, a-t-on dit, elles sont sans danger. Nous répondrons simplement par cette citation empruntée à M. Terrier (6) :

« Cette petite opération (injections interstitielles) est « aussi sérieuse que l'extirpation et je n'hésite pas à lui « préférer cette dernière, ce qui a en outre l'avantage de « m'éclairer sur la nature du ganglion. Dans un cas ré- « cent j'ai eu à m'en applaudir, car on put s'assurer sur « la pièce enlevée qu'il s'agissait non d'un lymphadéno- « me, mais d'un ganglion tuberculeux ».

D'ailleurs, pour qui a opéré quelques ganglions du cou en pratiquant l'extirpation complète, il est de toute évi-

1. Bouju. Thèse de Paris, 1892.

2. Le Dentu. *Presse médicale*, 1894, p. 238.

3. In thèse de Berchon, 1894. Paris.

4. David. Thèse de Paris, 1891.

5. Gaudemard. Thèse de Bordeaux, 1893.

6. Terrier. Soc. de Chir., 1889.

dence que les injections interstitielles sont tout à fait insuffisantes. Combien de ganglions profonds échappent au palper et ne seront pas atteints par l'injection ? Pourtant, nous l'avons vu, ces ganglions sont déjà tuberculeux dans un grand nombre de cas. D'autre part, on peut se convaincre, au cours des interventions, que presque toujours il existe des ganglions adhérents à la veine jugulaire interne. N'est-il pas plus dangereux d'aller à l'aveugle y porter une injection dont l'effet ne peut plus être modéré que d'enlever prudemment, à ciel ouvert, le ganglion adhérent à la veine.

Les injections ne nous paraissent pas mettre le malade à l'abri du danger ; de plus, elles sont toujours insuffisantes, car si la tuberculose ganglionnaire est une tuberculose locale, elle est toujours beaucoup plus étendue qu'on ne pourrait le penser, par le seul examen clinique : dans les interventions complètes, on est souvent surpris de trouver six à huit ganglions, là où le palper n'en faisait soupçonner que deux ou trois.

Un traitement rationnel et logique doit s'attaquer à tous les ganglions malades et non pas seulement aux plus volumineux d'entre eux.

Nous n'entendons pas cependant rejeter complètement les injections ; elles seront employées quand le malade refuse l'opération ; elles seront aussi l'ultime ressource lorsque la tuberculose pulmonaire avancée et le mauvais état général contrindiqueront l'intervention sanglante.

B. — *Traitement chirurgical.* — Le traitement comprend à son tour deux méthodes essentiellement différentes ; l'une est une intervention timide, partielle, nous dirions même presque inutile, c'est l'incision simple, le grattage à la curette, l'extirpation incomplète. L'autre est un traitement radical et logique, auquel, disons-le dès maintenant, nous donnons nettement la préférence, c'est l'extirpation complète.

Nous n'insisterons pas sur la première méthode, passible des mêmes reproches que nous avons faits aux injections. C'est un traitement incomplet, insuffisant, n'ayant même pas l'avantage d'éviter les fistules et les cicatrices hideuses, déprimées, violacées, qui marquent d'une façon si désagréable une région découverte. Bien plus, il s'est même montré dangereux dans certains cas ; Duplay et Reclus, Schuchard, Vassiliew l'ont vu déterminer des généralisations, des tuberculoses miliaires aiguës. Il est donc à rejeter.

Avant de décrire le manuel opératoire de l'extirpation complète telle que nous l'avons apprise de notre maître, M. Broca, telle, ou à peu près, que l'a exposée Manson dans sa thèse, nous voulons montrer que c'est là une bonne opération rationnelle bien en rapport avec l'affection à laquelle elle s'adresse.

Nous avons vu que la tuberculose ganglionnaire cervicale doit être rangée parmi les tuberculoses locales ; elle doit donc être traitée comme telle, c'est-à-dire radicalement. Le plus souvent, les malades ne portent que cette seule lésion tuberculeuse ; il faut les en débarrasser au plus tôt pour leur éviter une infection générale. On a dit contre l'extirpation qu'elle ne pouvait jamais être complète, que la chaîne ganglionnaire va plus loin qu'on ne pense, qu'elle plonge dans le médiastin et devient inaccessible. Cette objection ne s'appuie sur aucun fait. Nous avons pu nous rendre compte, en injectant les vaisseaux lymphatiques du cou, que les ganglions de la chaîne carotidienne, les ganglions cervicaux profonds, n'ont que de rares communications avec ceux du médiastin. Ce sont surtout les vaisseaux efférents des ganglions médians sous-hyoïdiens et prétrachéaux, qui descendent vers le médiastin. Or, ces ganglions sont peu nombreux et ils sont très rarement le siège du développement de la tuberculose ; nous n'avons jamais eu l'occasion de les voir atteints. Les glandes qui se tuberculisent au cou sont celles des régions latérales ou de la région sous-mentale. Or, ces dernières ne sont guère en communication qu'avec les chaînes carotidiennes, et celles-ci descendent vers le creux sus-claviculaire, pour aller se mettre en relation, par leurs vaisseaux lymphatiques, avec les ganglions de l'aisselle. Les ganglions tuberculeux sont donc à peu près toujours accessibles au chirurgien.

On a objecté encore contre l'extirpation, les résultats favorables des injections interstitielles qui évitent une cicatrice. Nous avons vu que ces résultats favorables sont moins brillants qu'on ne l'a cru, et nous sommes convaincus qu'ils le seraient moins encore, si les partisans de cette méthode de traitement en recherchaient les résultats éloignés. On conclut trop volontiers à la guérison, tout en constatant qu'il reste encore une série de petits ganglions durs au voisinage de ceux qui, dans les cas heureux, ont regressé; on ne songe pas qu'un peu plus tard tous ces ganglions, pleins de bacilles de Koch, devront évoluer à leur tour. Ce qu'on annonce comme une guérison définitive, court donc grand risque de n'être qu'une amélioration temporaire.

Quant à l'objection de la cicatrice opératoire elle est assez facile à réfuter. Regardez deux individus ayant eu de la tuberculose ganglionnaire du cou, l'un opéré, l'autre dont la lésion a évolué spontanément? La cicatrice linéaire, blanche et souple, n'est-elle pas moins disgrâcieuse que ces cicatrices irrégulières, minces, déprimées, violettes, qui sillonnent le cou de marques indélébiles et repoussantes. Mais, dira-t-on, la cicatrice peut devenir chéloïdienne, d'autant plus facilement que la région et l'âge des sujets y sont favorables. Nous n'avons jamais vu de cicatrices franchement chéloïdiennes après ces opérations, pendant notre séjour à l'hôpital Trousseau. Parmi nos opérés, aucun n'a présenté cette complication. Mais lorsque la cicatrice est trop visible, et que la coquetterie de la malade en souffre, on peut secondairement, l'enlever et agissant alors dans des tissus sains, faire la suture intra-dermique qui ne laissera qu'une cicatrice à peine visible. Nous ajouterons encore que si les injections ont évité quelques cicatrices opératoires, elles ont aussi conduit à plus d'un trajet fistuleux. Or, si l'on doit en arriver à l'extirpation, mieux vaut ne pas faire de ces injections, qui créent des adhérences très solides entre les ganglions et les vaisseaux et nerfs ; l'opération est rendue de ce fait infiniment plus laborieuse et plus longue.

Traitement par l'extirpation. — Il nous reste à exposer le manuel opératoire de l'extirpation des ganglions tuberculeux du cou, telle que nous l'avons pratiquée chez tous nos malades. Cette technique a déjà été décrite dans la thèse de notre collègue et ami Manson; mais nous voudrions y ajouter quelques modifications accessoires.

Il faut distinguer deux cas, suivant que les téguments sont altérés par une ou plusieurs fistules, par des adhérences et un amincissement menaçant la perforation, ou bien qu'au contraire, ils sont encore indemnes de toute altération.

Dans le premier cas l'incision est commandée par les lésions elles-mêmes; suivant le siège des ganglions malades, on fera une incision transversale dans la région sous-maxillaire, parallèle au bord inférieur de la mâchoire et circonscrivant elliptiquement les trajets fistuleux, s'il en existe; ou bien une incision verticale dans la région sous-mentale; ou enfin une incision parallèle au bord antérieur ou postérieur du sterno-cléïdo-mastoïdien.

Cette incision bien linéaire pourra le plus souvent être dissimulée par la barbe chez l'homme, ou, comme le dit M. Segond (1), par la coquetterie dans l'autre sexe. Les dimensions seront proportionnées à l'étendue des lésions; sans faire de trop grands délabrements, il ne faut pas craindre de faire une incision suffisante pour y voir bien clair. Nous ne saurions admettre, sous ce rapport, la manière de faire recommandée par Dollinger (2). La crainte d'une cicatrice, dit cet auteur, fait hésiter les malades qui ne se font pas opérer en temps opportun; aussi conseille-

1. Segond. *Gaz. des Hôp.*, 4 avril 1889.
2. Dollinger. *Centralbl. f. Chirurgie*, 8 septembre, 1894, p. 845.

t-il de faire une incision qui commence en arriére du pavillon de l'oreille, et se continue transversalement en arrière, à un centimètre au-dessous de la naissance des cheveux. Par une telle incision, longue de 5 centimètres et intéressant la peau et l'aponévrose, on arriverait, par décollement à l'aide des doigts, jusque sur les paquets ganglionnaires, qu'il faut énucléer en masse et non ganglion par ganglion.

Il ajoute que chez la femme et chez l'enfant, en penchant la tête du côté opéré, on peut arriver à enlever les ganglions situés sous le menton et jusque dans le creux sus-claviculaire. Dollinger dit avoir pratiqué ainsi 9 opérations sur 7 sujets ; 5 fois il a obtenu la cicatrisation par première intention. Mais il ne dit rien des résultats éloignés.

Il nous semble que l'exposé seul de cette méthode suffit et dispense de tout commentaire ; n'est-ce pas là opérer à l'aveugle, et s'exposer aux accidents graves dont nous avons parlé. D'autre part, le siège de l'incision, trop près du cuir chevelu difficile à désinfecter, nous explique que 4 fois sur 9, la réunion primitive n'ait pas été obtenue. En agissant autrement, par une incision franche, noûs avons toujours obtenu la cicatrisation par première intention.

A notre sens, tout en ménageant l'esthétique, il ne faut pas hésiter à recourber l'incision en L ou en Γ, à la faire en T au besoin, à la prolonger, s'il est nécessaire, plus qu'on ne l'aurait désiré.

Si la présence de fistules nombreuses conduit le chirurgien à supprimer une assez grande étendue des téguments pour que la réunion soit ensuite impossible, on pourrait, suivant le conseil de Wohlgemuth (1), avoir recours à une autoplastie immédiate. Dans aucun de nos cas nous n'avons eu besoin de recourir à ce procédé.

Dans le cas d'intégrité des téguments, l'incision sera linéaire, suivant les mêmes directions que nous avons indiquées pour chaque région ; il faut la faire bien nette et perpendiculaire à la peau si l'on veut avoir une bonne cicatrice.

L'incision faite, il faut aborder franchement la masse ganglionnaire à enlever. S'il y a un abcès froid, on en disséquera la poche, autant que possible sans l'ouvrir, non par crainte d'infecter la plaie et d'avoir de la suppuration puisqu'il s'agit d'un pus froid (2), mais parce qu'une fois vidé, les parois de l'abcès sont plus difficiles à enlever intégralement. Je sais bien qu'il n'est pas toujours possible d'isoler cette poche sans la crever ; on se trouve en ce cas dans les mêmes conditions que s'il y avait eu fistule ; les parois doivent être disséquées avec le plus grand soin et on arrivera sur le paquet ganglionnaire.

Dès ce moment, le bistouri doit céder la place aux petits ciseaux courbes à extrémités mousses. A la région carotidienne, la plus importante et la plus souvent atteinte, on énuclée d'abord les ganglions superficiels en suivant leur coque de près, puis on libère le sternocléido-mastoïdien par son bord antérieur ou postérieur, suivant le siège de

1. Wohlgemuth. *Inaugural Dissertat.* Berlin, 1889.

2. *Technique de l'extirpation des ganglions suppurés. Mosètige Morohof. Wien, mediz. Presse,* 4 janvier 1891.

l'incision et on le confie à un écarteur qui le porte en dehors ou en dedans. C'est ici le moment délicat et toute l'attention de l'opérateur doit se porter vers la jugulaire interne qu'il faut éviter de léser. Aussi le parti le plus sûr est-il d'aller franchement à la recherche de cette veine. Saisissant avec une pince à griffes obliques ou avec une pince de Kocher la coque de la masse ganglionnaire près de l'un de ses pôles, on disséquera prudemment et serrant de près cette masse pathologique, en se dirigeant vers le trajet de la veine.

A chaque coup de ciseaux, un aide étanche le sang et le chirurgien regarde si la jugulaire n'apparaît pas. Dès que sa masse bleuâtre fait saillie, on en commence la dissection, parfois pénible, car les ganglions lui sont accolés et lui adhèrent intimement.

La veine libérée, on pourra sans trop de difficultés, achever de libérer le paquet ganglionnaire et l'enlever ; mais on se rappellera les rapports de la veine avec la carotide et le pneumo-gastrique, car il y a des glandes lymphatiques qui se développent en avant et surtout en arrière du paquet vasculo-nerveux. En haut, on songera au tronc thyrolinguo-facial qui ne doit pas être blessé dans l'angle d'abouchement duquel il y a presque toujours un ganglion.

L'isolement des nerfs du plexus cervical est beaucoup plus facile ; mais quelquefois, la branche externe du spinal, passant du sterno-mastoïdien au trapèze, est particulièrement gênante ; nous l'avons souvent coupée sans qu'il en soit résulté par la suite aucun inconvénient pour le malade.

La masse ganglionnaire principale enlevée, le champ opératoire devient très libre ; c'est le moment d'explorer la plaie avec le doigt, de rechercher les ganglions plus petits qu'il faut encore extirper et qui viennent facilement.

On les poursuivra ainsi jusque vers la nuque, où aucun organe important n'est à éviter. Sans agrandir l'incision, en faisant basculer les lèvres de la plaie avec les doigts, on arrive à enlever tous les ganglions que l'on sent. Il faut apporter un peu d'attention en approchant de la région parotidienne et de la loge sous-maxillaire ; les lobules glandulaires donnent parfois l'illusion de ganglions, et les premières fois qu'on opère, on serait volontiers tenté d'en commencer la dissection.

Il ne reste plus qu'à poser quelques ligatures à la soie ou au catgut sur les vaisseaux qui donnent. On touche la plaie à plusieurs reprises avec un tampon légèrement imbibé d'une solution de chlorure de zinc ou d'acide phénique fort, et après l'avoir bien asséchée on réunit. S'il y a eu des abcès ou des fistules on draîne par prudence, dans les autres cas le drainage est inutile.

La suture est importante. Il faut faire quelques points profonds pour rapprocher les masses musculaires, et réunir bien exactement la peau, en l'affrontant avec le plus grand soin. Dans nos opérations nous n'avons pas voulu tenter la suture intra-dermique, pour ne pas prolonger une opération qui peut déjà durer jusqu'à 40 minutes. Les cicatrices que nous avons ainsi obtenues ne sont pas devenues chéloïdiennes ; si elles avaient été un peu larges et trop visibles, nous les aurions secondairement enlevées et nous aurions fait alors, en tissus sains, une suture intra-dermique. Notre collègue et ami Cunéo nous a dit avoir obtenu ainsi de bons résultats à l'hôpital Saint-Louis.

Après l'opération, le pansement doit prendre la partie supérieure du tronc, le cou et la tête, inclinant un peu celle-ci vers le côté opposé pour éviter les tiraillements. M. Pozzi (1) a même proposé d'immobiliser la tête avec une attelle postérieure en T, prise dans le pansement.

Le troisième ou le quatrième jour on enlève le panse-ment; les fils profonds sont simplement sectionnés et laissés en place : on évite ainsi qu'ils ne coupent les téguments. Si l'on a mis un drain et qu'il n'y ait pas de pus, on le supprime et on injecte dans son trajet quelques centi-mètres cubes d'une solution iodée faible. Le septième jour on enlève tous les fils ; le trajet du drain ne tarde pas à s'oblitérer grâce à l'action des injections iodées qui nous ont paru très efficaces.

Complications. — Quelles complications peut entraîner l'extirpation des ganglions du cou, pratiquée dans les con-ditions que nous venons d'indiquer?

Ces complications ont été l'objet de la thèse de Binet (Paris, 1894) et Manson les a discutées dans son travail (thèse de Paris, 1895). — On peut les diviser en accidents graves et en accidents bénins.

Parmi les premiers nous trouvons l'infection, signalée par les auteurs avant l'ère de l'antisepsie. Elle ne doit plus entrer aujourd'hui en ligne de compte; si l'on opère dans les conditions d'asepsie requises.

Restent la blessure des vaisseaux et des nerfs.

1. Pozzi. *Comptes-Rendus* de la Société de chirurgie, 1885, p. 156.

Or, les artères importantes peuvent toujours être respectées ; quant aux autres, les pinces hémostatiques et les ligatures permettent d'en avoir raison et l'hémorrhagie n'est pas aussi considérable que le pensent Binet et Castan (thèse de Montpellier (1888-1889).

Les veines volumineuses doivent aussi être respectées, en particulier la jugulaire interne ; outre que leurs blessures donnent une hémorrhagie assez abondante, il faut craindre l'introduction de l'air, dont on connaît toute la gravité. Pour le cas où la jugulaire externe serait coupée, sa ligature est sans inconvénients ; en est-il de même de la jugulaire interne ? plusieurs opérateurs ont dû la lier et ils n'ont constaté aucun accident ; mais il n'en est pas toujours ainsi ; et pour n'en citer qu'un exemple nous rapporterons le cas de M. Rohrbach (1) (service de M. Bruns). Il s'agit d'une femme de 57 ans, à laquelle on dut faire la ligature de la jugulaire interne, au cours de l'extirpation d'un néoplasme ganglionnaire. La patiente ne put reprendre connaissance après l'opération ; la narcose chloroformique se transforma directement en un état comateux qui au bout de six jours se termina par la mort. A l'autopsie on trouva deux foyers de ramollissement cérébral du côté gauche, où avait été liée la jugulaire.

Nous croyons donc qu'il importe de respecter cette veine, au cours de l'opération. Nous avons indiqué dans le manuel opératoire comment on peut y arriver. On n'oubliera pas qu'elle adhère souvent aux ganglions et qu'en tiraillant ceux-ci, on peut la voir apparaître vide de sang,

1. Rohrbach. *Beiträge z. klin. Chir.* ; XVII-3-1897.

affaissée, comme une bandelette aponévrotique, mais en agissant avec prudence on ne l'ouvrira pas.

Sans doute la dissection des ganglions cervicaux est une opération difficile et délicate, qui réclame de la dextérité et de l'expérience. Ce n'est pas une raison pour la condamner.

Au reste s'il arrivait de faire une boutonnière à la jugulaire on pourrait y poser une ligature latérale ou mieux encore faire une suture veineuse (1).

Quant à la dénudation étendue de la jugulaire interne, nécessaire dans certains cas, elle est sans inconvénient au cours d'une intervention aseptique. Mais il faut veiller à ne toucher que légèrement au chlorure de zinc. Manson préfère l'usage de la solution phéniquée à 5 pour 100 ; il résulte de ses expériences sur les chiens que les parois des veines résistent bien à cet antiseptique, tandis qu'elles peuvent se sphacéler par le chlorure de zinc.

Cependant il n'a jamais vu d'accidents chez l'homme ; nous n'en avons jamais observé non plus ; Klotz (2) en a rapporté un cas, mais avec une solution à 8 pour 100.

Les nerfs sont beaucoup plus faciles à respecter ; en général avec une dissection un peu soigneuse on arrive toujours à séparer les ganglions du plexus cervical profond par exemple. D'ailleurs, on aura présentes à l'esprit les notions d'anatomie de la région, et quand un ganglion s'in-

1. Voir pour les sutures des veines. Heidenhain, *Sem. méd.*, 1895-1896. Raymond Petit, Soc. de Biol., 1895-1896. Terrier, *Union médicale*, 18 juillet, 1896. J. Murphy, *Railvay Surgeon*, 12 janvier 1897.

2. Klotz. *Berliner klinische Wochenschr.* 10 févr. 1890.

sinue derrière la jugulaire on songera à la présence du pneumo-gastrique.

Les rameaux du facial sont parfois plus difficiles à ménager, quand on enlève des ganglions parotidiens et sous-maxillaires; mais on n'atteint que de petits rameaux et la déviation de la bouche est peu marquée et ne persiste généralement pas.

Nous avons plusieurs fois sectionné la branche externe du spinal, et nos malades n'ont paru en ressentir aucun inconvénient, c'est à peine si nous avons constaté une ou deux fois une très légère atrophie du bord antérieur du trapèze (sa section avait été faite dans le triangle sus-claviculaire). M. Tillaux a déjà parlé de la bénignité de cette section.

Il faudrait signaler encore les fistules lympathiques, dont parlent Binet et Manson. C'est une complication insignifiante. Boulanger (1), Schwartz (2), Lejars (3) qui en ont observé quelques exemples disent que l'écoulement de lymphe s'est tari spontanément, ou a cédé aux cautérisations avec le nitrate d'argent, en quelques jours (trois semaines au maximum). Nous n'avons jamais observé cet accident.

Riedel (4) a attiré l'attention sur l'œdème et l'éléphantiasis consécutifs à l'extirpation des ganglions lymphatiques; mais il ajoute qu'au cou et à la face, les voies lymphatiques sont si nombreuses que cet accident n'est guère

1. Boulanger. Thèse de Paris, 1876.
2. Schwartz. *Revue générale de clinique et de thérapeutique*, 24 juin 1891.
3. Lejars. *Presse médicale* 1894.
4. Riedel. *Arch. f. klin. Chir.* XLVII fascic. 34.

à craindre, Manson a vu dans deux cas de l'œdème de la moitié inférieure de la face. Dans une de nos observations nous notons, en même temps qu'une récidive, de l'œdème du cou, mais qui s'explique par les applications irritantes et septiques faites par le malade.

L'angine a encore été signalée par Binet qui rapporte trois observations de M. Lejars. Manson en cite un exemple.

Dans un de nos cas, nous avons vu survenir aussi une angine après l'opération. C'est là une complication sans gravité.

Reste, enfin, la cicatrice vicieuse et apparente. C'est à l'opérateur soigneux de faire un affrontement bien exact des lèvres de la plaie, pour obtenir un résultat aussi parfait que possible. D'ailleurs, si la cicatrice était mauvaise et trop visible, on pourrait secondairement pratiquer son extirpation et faire une suture intra-dermique. Mais nous croyons, d'après ce que nous avons vu, qu'en faisant une suture soigneuse, en coupant les fils profonds vers le troisième ou le quatrième jour; en enlevant les sutures avant qu'elles n'aient coupé, on peut, le plus souvent, avoir une cicatrice linéaire convenable.

Ajoutons enfin que, s'il existe une lésion tuberculeuse au point qui a servi de porte d'entrée, on lui appliquera le traitement qu'elle réclame.

Quels sont, maintenant, les résultats obtenus par l'extirpation totale des ganglions tuberculeux du cou?

Pour répondre à cette question, nous ne pouvons mieux faire que de donner quelques statistiques. Manson, sur 40 cas opérés, note 21 guérisons complètes, soit 52,5 0/0, et 19 récidives, soit 47,5 0/0, qui se décomposent ainsi :

16 récidives locales, dont une liée à un eczéma impétigineux de l'oreille (40 0/0).

1 récidive dans une région voisine (2,5 0/0).

2 malades ont vu évoluer des adénopathies dans d'autres régions, où elles existaient au moment de l'opération (50/0).

Bruhn a fait la statistique de 40 cas opérés de la même façon. Il trouve :

28 guérisons complètes (70 0/0).

8 récidives (20 0/0) qui se décomposent ainsi :

4 récidives dans la cicatrice (10 0/0), dont deux ont été réopérées et guéries.

3 récidives en dehors du champ opératoire (7,5 0/0) dont 2 ont été réopérées et guéries.

4 malades sont morts (10 0/0) :

    0 mort opératoire.

    1 mort après tuberculose osseuse (2,5 0/0).

    3 morts de tuberculose pulmonaire (7,5 0/0).

Notre statistique est tout-à-fait comparable à cette dernière. Nous nous basons sur 35 cas, au lieu de 40, car 2 de nos malades n'ont pas été revus, un a été seulement ponctionné, et deux n'avaient pas de tuberculose.

Sur 35 cas, nous trouvons :

29 guérisons complètes (82,8 0/0).

6 récidives, ainsi divisées : 2 récidives locales, 1 ré-

cidive dans le voisinage, 2 cas où d'autres ganglions ont paru du côté opposé.

2 malades sont morts de tuberculose pulmonaire, deux mois et six mois après l'opération.

Si nous réunissons ces trois statistiques, nous arrivons au chiffre suivant : sur 115 malades opérés, il y a 78 guérisons complètes, soit 67,9 0/0 environ, et jamais de mort opératoire.

CHAPITRE VII

OBSERVATIONS

Observation I

André L... 25 ans, vient à l'hôpital Necker le 16 février 1896 pour des ganglions du cou.

Antécédents héréditaires. — La mère est morte de la poitrine ; lui n'a jamais été malade jusqu'à l'âge de 17 ans. A cette époque il a eu une otite moyenne droite avec écoulement purulent qui a duré six mois et a fini par se tarir spontanément.

C'est à la suite qu'il a commencé à présenter de l'engorgement ganglionnaire, sous le sterno-mastoïdien droit et à la partie inférieure de la région parotidienne. Les ganglions ont d'abord grossi rapidement, et sont restés volumineux pendant près d'un an : puis ils ont diminué mais sans disparaître.

Il y a 3 ans, à la suite d'une angine, les glandes ont encore grossi, sans douleurs vives. Depuis ce moment elles ont subi quelques alternatives d'augmentation et de regression mais en restant toujours volumineuses.

Actuellement il existe une grosse masse ganglionnaire rénitente sous le sterno-mastoïdien droit et quelques petits ganglions au bas de la région parotidienne. Pas de mauvaises dents. L'écoulement d'oreille n'a jamais reparu. État général bon.

Opération le 19 février 1896. — Extirpation de la masse ganglionnaire et des petits ganglions. Les plus gros sont complètement caséeux ; les plus petits présentent aussi des points blanchâtres à la coupe, on touche au chlorure de zinc : sutures sans drainage.

Guérison le 6 mars 1896.

Le malade revu en juin 1897 n'a pas de récidive.

Le pus n'a permis d'obtenir aucune culture.

Les ganglions, gros ou petits, inoculés à des cobayes, ont donné de la tuberculose généralisée.

OBSERVATION II

Amédée P..,, 20 ans, vient à l'hôpital Necker le 20 février 1896 pour un engorgement ganglionnaire cervical.

Antécédents héréditaires. — Une sœur morte de tuberculose pulmonaire.

Étant tout enfant, il a eu beaucoup de gourme et des ganglions engorgés des deux côtés du cou.

Il y a cinq ans il a eu encore un engorgement ganglionnaire à droite, qu'il rattache à une mauvaise dent.

Il y a trois semaines, après un refroidissement, son engorgement ganglionnaire, qui n'avait pas disparu, a augmenté et s'est ramolli.

On constate actuellement une série de trois ganglions contournant pour ainsi dire l'angle inférieur droit du maxillaire. L'un d'eux situé sous l'angle même est fluctuant.

Dans la bouche, la dernière molaire droite, en bas, a perdu sa couronne, elle est réduite à l'état de chicot.

Opération le 22 février 1896. — Extirpation des ganglions qui sont suppurés, et de quelques autres plus petits.

Chlorure de zinc. Drainage. Sutures.

Le drain est enlevé le quatrième jour. Injection iodée ; guérison le 3 mars.

Le malade revu le 8 décembre 1896 a une récidive dans un ganglion sous le sterno-mastoïdien et près de son bord postérieur.

Dans la cicatrice en haut il y a un petit point violacé fluctuant. C'est un petit abcès qu'on incise et dont le pus est tuberculeux. Grattage de cet abcès qui avait le volume d'un pois et était situé dans la peau. Zn Cl. Guérison au bout de trois semaines.

En février 1897. — Extirpation du ganglion récidivé. Guérison.

Le pus des ganglions enlevés la première fois a donné des cultures de staphylocoques blancs.

Les inoculations faites avec les gros ganglions ont été positives ; les autres, faites avec des petits ganglions ont également donné de la tuberculose.

OBSERVATION III

Pauline Jond., âgée de 10 ans, entre à l'hôpital Trousseau le 21 février 1896, dans le service de M. Lannelongue, salle Giraldès.

Pas d'hérédité tuberculeuse nette.

L'enfant, née à terme et élevée au sein par sa mère, a eu la scarlatine à 4 ans. Elle n'a pas eu d'autres maladies.

Il y a six mois qu'une tuméfaction a paru dans la région carotidienne à l'union du tiers moyen et du tiers supérieur ; d'autres ganglions se sont engorgés dans la région sous-maxillaire.

Actuellement on constate du côté droit, dans les régions retro-maxillaire, sus-hyoïdienne et mylo-hyoïdienne, une série de ganglions tuméfiés, dont le plus volumineux occupe la ligne médiane sous le menton. Un peu au-dessous de l'angle de la mâchoire il existe une cicatrice violacée et un trajet fistuleux qui suppure continuellement. Au palper on sent deux ou trois ganglions derrière la branche montante du maxillaire et un peu au-dessous, ainsi qu'à la région sus-hyoïdienne droite. Sous le menton il y a un ganglion, du volume d'une noix au moins, suppuré et fluctuant. La peau y est adhérente et amincie.

Rien aux poumons, au cœur, ni dans les autres organes.

L'adénite sous-mentale n'a paru que deux mois après l'ouverture de l'autre ; c'est depuis quinze jours qu'elle est arrivée au volume qu'elle a maintenant, avec un léger mouvement fébrile et de la douleur.

Cette malade a été opérée par M. le Dʳ Broca le 24 février 1896. Extirpation large des ganglions.

Examen bactériologique. — Le frottis des ganglions sur une lamelle, colorée au Ziehl, contient des bacilles de la tuberculose. Les prépartions colorées par la méthode de Gram montrent aussi des cocci en amas, et à gros grain.

Les cultures sur gélose et dans le bouillon ont bien poussé et ne contiennent que du staphylocoque blanc.

Ces staphylocoques inoculés à l'oreille d'un lapin produisent le septième jour des petits abcès sans réaction locale bien vive et dont le pus contient la même espèce microbienne.

Un cobaye inoculé avec un morceau de ganglion ramolli, dans le tissu cellulaire de la cuisse droite, présente un chancre uberculeux et une adénite. Sa tuberculose évolue très lentement ; on le sacrifie le 3 juillet 1896. Tuberculose de la rate et du foie, tuberculose des ganglions mésentériques. L'inoculation d'un autre animal avec un petit ganglion voisin est également positive.

OBSERVATION IV

Georges G..., 23 ans 1/2, travaillant dans la mécanique de précision.

Antécédents héréditaires. — Nuls au point de vue de la tuberculose ; ses parents sont arthritiques ; sa mère a un eczéma du pavillon de l'oreille.

Antécédents personnels. — Vers l'âge de 8 ans, il aurait eu une fièvre gastrique durant un mois ? A la suite il a gardé de l'enchifrènement nasal, avec des croûtes à l'orifice des narines pendant 3 à 4 mois. Vers 10 ans il a eu la grippe. A 12 ans, rougeole ayant évolué en deux mois : pendant cette maladie, il a eu de la conjonctivite intense, sans engorgement ganglionnaire.

Deux ans plus tard, après une période de surmenage scolaire, le malade voit apparaître un ganglion sous-maxillaire unique, gros comme une noix, qui disparaît en 7 à 8 semaines sans traitement et d'une façon complète.

A l'âge de 14 ans, les ganglions sous-mentaux augmentent

de volume sans douleur et sans cause appréciable. Ces ganglions suppurent assez vite et se perforent spontanément. Fistule pendant trois mois. Au bout de ce laps de temps, engorgement des ganglions des deux chaînes carotidiennes.

A 16 ans, adénites chroniques sous-maxillaires gauches évoluant sans douleur et sans fièvre. Suppuration, fistule. Le malade va à Berck-sur-Mer où il est opéré. Incisions, grattages, extirpation de la coque des ganglions fistuleux. Suppuration pendant deux mois après l'opération. A cette époque apparaît un ganglion au-dessous de ceux qui ont été curettés dans la région sous-maxillaire gauche. Evolution rapide, indolore ; suppuration, fistulisation spontanée. Au bout de deux mois cicatrisation.

Actuellement on constate encore les traces de ces lésions, qui ont laissé des cicatrices violettes, larges, irrégulières et déprimées.

Depuis ce moment le malade a fait deux séjours à Berck, en juillet 1891 et en juillet 1892, pour rétablir sa santé générale un peu débile.

Depuis deux ans, ce jeune homme se sent fatigué au printemps. Il a pendant l'hiver beaucoup de surmenage.

En février 1897. — Il ressent une douleur vague et sourde au côté droit du cou. Il l'attribue à l'attitude penchée pour jouer du violon. Pas de fièvre. L'enchifrènement du nez persiste. Quelques jours plus tard le malade a la grippe.

Il a beaucoup souffert des dents molaires droites, supérieures, dont deux sont cariées.

Au mois d'octobre 1894. — Otite moyenne suppurée à gauche : otorrhée pendant 4 mois. Guérison complète.

En 1896, vers le mois de décembre, nouvelles névralgies

dentaires à droite ; il se fait plomber une molaire inférieure.

Le 29 février 1897.— J'examine ce malade pour des adénites chroniques cervicales droites. Ces ganglions ont paru, dit-il, depuis quinze jours, à la suite de surmenage. Il ressent de ce côté un peu de gêne plutôt que des douleurs à proprement parler. Il porte au côté droit du cou, une tuméfaction des ganglions de la chaîne carotidienne. Ces ganglions qui sont assez séparés les uns des autres, semblent au nombre de quatre, sous le sterno-mastoïdien à l'union de son 1/3 supérieur et de son tiers moyen. Le plus gros d'entre eux n'atteint pas le volume d'un œuf de pigeon.

Huit jours plus tard le malade revient ; il a senti quelques douleurs vagues et la tuméfaction a augmenté. A l'examen je trouve une collection purulente reposant sur la masse ganglionnaire qui ne forme plus qu'une tumeur unique et indurée. La peau commence à s'enflammer en arrière du sterno-mastoïdien.

Les poumons paraissent sains ; pourtant au sommet gauche la respiration est un peu obscure.

Opération le 3 mars. — Incision sur le bord postérieur du sterno-mastoïdien. On tombe sur une collection purulente qui a les caractères d'une suppuration chaude. Du pus est recueilli dans une pipette. Evacuation de l'abcès et extirpation d'une série de ganglions caséeux, dont quelques-uns sont fortement adhérents à la jugulaire interne. Extirpation de tous les ganglions sentis vers la nuque.

Cautérisation au chlorure de zinc ; drainage et suture. La réunion a été obtenue le septième jour.

Le 1er juillet 1897, le malade est revu, bien portant, aucune récidive. Cicatrice régulière et souple. Etat général excellent

pas de lésions pulmonaires. Le malade qui a repris son travail quinze jours après l'opération a notablement engraissé.

Examen bactériologique. — Les cultures faites avec le
pus et du caséum ganglionnaire, n'ont pas poussé.

L'examen direct du pus montre quelques rares bacilles colorés par la méthode de Ziehl.

Inoculation sous-cutanée d'un fragment du plus gros ganglion à un cobaye : chancre tuberculeux, engorgement ganglionnaire, mort au bout de deux mois. Tuberculose de la
rate, du foie et des poumons.

Un autre cobaye est inoculé de la même façon avec un
petit ganglion de la nuque, gros comme un pois. Pas de tuberculose au bout de trois mois.

OBSERVATION V

Raymond L... 18 ans, vient à la consultation de l'hôpital
Necker le 28 février 1896 pour adénite cervicale droite.

Antécédents héréditaires. — Nuls.

Antécédents personnels. — A 6 ans, abcès chaud de l'aine
droite, opéré à l'hôpital des Enfants-Malades.

Histoire actuelle. — Raymond L.... tousse depuis le mois
de janvier. Il y a 8 jours, il s'est aperçu de la présence, dans
la région sterno-mastoïdienne droite supérieure, d'une grosseur
indolore.

Aujourd'hui, on constate en effet un ganglion sous le sterno-mastoïdien au niveau de l'angle de la mâchoire, à 4 cent.
1/2 en arrière. Ce ganglion est mobile, de la dimension d'une
grosse noix, entourée d'une zone d'empâtement qui se prolon-

ge en bas. Il n'adhère pas à la peau qui n'a pas changé de coloration.

Sur la partie antérieure de la bourse droite, le malade présente une plaque un peu déprimée, lisse, à contours sinueux, irrégulièrement arrondie, de la dimension d'une pièce de deux francs, glabre, rouge légèrement.

A la partie postéro-externe de la bourse gauche on remarque plusieurs cicatrices déprimées en culs-de-poule.

Les testicules sont mobiles ; à gauche, la tête de l'épididyme est un peu grosse.

On trouve à l'aine droite une cicatrice et des deux côtés, plus volumineux à gauche cependant, des ganglions inguinaux.

L'auscultation ne révèle rien d'anormal ni du côté du cœur, ni du côté du poumon. L'examen des oreilles et de la gorge reste négatif.

On constate un légère déviation de la cloison du nez.

2 mars. — Extirpation du ganglion. Il est légèrement caséeux au centre; on en trouve plusieurs autres qui sont friables, de la dimension de haricots ou de fèves et qu'on extirpe aussi. On touche au chlorure de zinc.

Pas de drain.

14 mars. — Guérison.

Revu en juin 1897. — Pas de récidive.

Le pus du ganglion caséeux a donné des cultures de staphylocoque blanc et de streptocoque par la méthode des isolements. On n'y a pas vu de bacilles de Koch à l'examen direct.

Un cobaye inoculé avec un morceau du gros ganglion est devenu tuberculeux.

Un autre inoculé avec un petit ganglion n'est pas tuberculeux au bout de 4 mois.

OBSERVATION VI

Germain B..., 29 ans, vient consulter à l'hôpital Necker le 4 mars 1896 pour engorgement glanglionnaire du cou.

Antécédents héréditaires. — Nuls.

Antécédents personnels. — Le malade est un névropatbe, un neurasthénique.

Histoire actuelle. — Il y a 3 mois, après l'application d'agents irritants sur le cuir chevelu, Germain B..., eut de petites exulcérations s'accompagnant de démangeaisons sur la tête et le front.

Un mois après, deux petites glandes parurent au sommet du creux sus-claviculaire gauche, suivies bientôt de plusieurs autres, qui remontaient vers la tête, des deux côtés du cou.

Actuellement, on note un léger engorgement des ganglions de la nuque, derrière le bord postérieur du sterno-mastoïdien, et disposés en chaîne. Ils sont durs, petits et roulent sous le doigt. Du côté gauche, vers le creux sus-claviculaire, il s'en trouve deux de plus marqués.

Dans l'aisselle gauche, on en sent un petit.

A droite, l'engorgement ganglionnaire est moindre, il y en a un tout à fait petit dans l'aisselle.

Aux aines, quelques petits ganglions, consécutifs probablement à des clous et à des ulcérations provoquées par le grattage.

L'auscultation du cœur et du poumon ne révèle rien d'anormal.

Le malade présente à la nuque à droite et à gauche deux clous que l'onincise.

8 mars. — Les ganglions ont diminué de volume. Ils sont très petits, mobiles.

17 avril. — Le malade revient avec des ganglions mastoïdiens, gros, fluctuants.

18 avril. — Extirpation de quatre ganglions dont deux suppurés. Dans les deux autres on trouve des granulations.

30 avril. — Le malade est guéri.

20 juin 1897. — Malade revu en bon état.

Pas de récidive.

L'examen direct du pus a montré la présence de cocci prenant le Gram. Les cultures ont permis de constater qu'il s'agissait de staphylocoque doré exclusivement.

Les inoculations faites à deux cobayes, avec un fragment de ganglion suppuré et avec un ganglion voisin plus petit ont été positives au point de vue de la tuberculose.

Observation VII

René S..., charretier, âgé de 41 ans, entre à l'hôpital Necker, le 9 mars 1896, dans le service de M. le professeur Le Dentu, salle Malgaigne, où il occupe un brancard.

Antécédents héréditaires. — Son père encore vivant est bien portant ; sa mère existe aussi ; elle a la gravelle. Quatre frères ou sœurs du malade sont morts en bas âge, on ne sait de quelle maladie. Il y a dix-huit mois, ce malade a perdu sa femme, morte de phtisie pulmonaire après six années de mariage.

Antécédents personnels. — Rien de particulier jusqu'à huit ans ; à cette époque il a eu une maladie, une « fièvre cérébrale », dit-il qui a duré huit jours. Il y a cinq ans il a eu une affection pulmonaire pour laquelle on lui a fait prendre de la créosote. Depuis cette époque il a toujours toussé. Il s'enrhume facilement et est ainsi arrêté chaque hiver ; il a été soigné une fois déjà, en médecine à l'hôpital Necker. Depuis trois ou quatre mois surtout il a maigri beaucoup et depuis ce moment il a des sueurs nocturnes abondantes.

Au mois d'août 1893 il a eu une hémoptysie ; l'année précédente il avait déjà eu un crachement de sang pur.

Histoire actuelle. — Au mois de mars 1895 ce malade a senti pour la première fois un petit ganglion engorgé dans la région sous-maxillaire droite. Ce ganglion, absolument indolore était mobile sous la peau et sur les plans profonds ; il roulait sous le doigt. Déjà à cette époque, le malade avait deux dents cariées qu'on voit encore, la dernière et l'avant-dernière molaires inférieures droites. En un mois et sans cause appréciable, ce ganglion a grossi progressivement pour atteindre le volume d'un œuf de pigeon, sans qu'il y ait eu de douleur. Il a été opéré à l'hôpital Cochin au mois de juin 1895 (incision simple). En novembre 1895 un des ganglions médians de la région génio-hyoïdienne grossit rapidement, devient adhérent à la peau et fluctuant : il y a deux mois, le malade en a souffert un peu et la collection s'est ouverte spontanément. Presque aussitôt un autre ganglion apparaît à droite dans la région sterno-mastoïdienne supérieure, suppure et s'ouvre spontanément. Depuis, les ganglions de la chaîne carotidienne se sont pris successivement. L'autre côté est resté indemne.

A l'examen du malade, on constate une masse ganglionnaire du volume d'un gros œuf qui occupe la région sterno-mastoïdienne droite ; la tuméfaction commence au-dessous du lobule de l'oreille; à ce niveau il existe une fistule. Dans la région sous-maxillaire droite, un trajet fistuleux conduisant à un noyau induré, irrégulier, marque le lieu de l'ancienne incision. Dans la région sus-hyoïdienne médiane il y a une autre fistule conduisant à un ganglion superficiel, suppuré, du volume d'une noisette.

Pas d'engorgement ganglionnaire dans les autres régions.

Le malade n'a jamais eu d'enrouement; mais il tousse un peu, il crache surtout le matin et se trouve oppressé dès qu'il fatigue un peu. Le sommet du poumon droit est mat à la percussion : on y entend en arrière des râles cavernuleux, en avant une respiration soufflante. A gauche on trouve : en arrière des râles sibilants et ronflants sur toute la hauteur du poumon avec prédominence vers le sommet ; en avant il y a des râles et des craquements humides.

Rien au cœur. Perte d'appétit ; diarrhée fréquente, amaigrissement considérable surtout depuis un mois et demi, sueurs nocturnes profuses. Léger mouvement fébrile le soir.

J'ai opéré ce malade le 15 mars 1896 : incision à angle droit suivant le bord de la mâchoire inférieure et au dessous de lui, depuis la ligne médiane jusqu'au bord antérieur du sterno-mastoïdien, puis de ce point jusqu'à deux centimètres de la clavicule. Cette incision circonscrit en passant les trajets fistuleux. Extirpation d'un paquet ganglionnaire suppuré, caséeux, de la région sus hyoïdienne médiane ; d'un noyau fongeux de la région sous maxillaire et d'un paquet de ganglions carotidiens soulevant le muscle sterno-mastoïdien et adhérent dans la profondeur à la veine jugulaire interne. De cette masse ganglionnaire se détache une chaîne de ganglions, suivant la veine jusqu'au voisinage de la région sus-claviculaire ; on les extirpe sans ouvrir la veine. Dans la profondeur on trouve encore quelques ganglions, gros comme des haricots, dans la région de la nuque : on les extirpe facilement et on arrive sur les apophyses transverses des vertèbres cervicales.

Attouchement avec la solution du chlorure de zinc ; sutures au crin de florence ; un drain est placé dans la région sus hyoïdienne, un autre au bas de l'incision près du creux sus-claviculaire.

16 mars. — Le malade a beaucoup vomi après le chloroforme.

19 mars. — Le malade tousse davantage, il a de la fièvre. On défait le pansement : le suintement a été léger ; les drains retirés et lavés contiennent seulement un peu de sérosité louche. Pas de douleur locale, pas de rougeur, le lambeau parait se réunir bien. A l'auscultation on entend de nombreux râles humides, mêlés de sibilances des deux côtés en arrière ; en haut, craquements humides. Etat général médiocre, aucun appétit.

Le 23 mars. — Ablation des sutures. Il ne reste plus que les deux orifices des drains ; la réunion est parfaite. Pansement iodoformé. Le malade se plaint d'une diarrhée rebelle. Lavements créosotés, potion au bismuth et au laudanum, pilules d'iodoforme.

27 mars. — La diarrhée persiste toujours, l'état général reste mauvais, le malade maigrit.

29 mars. — Même état. — La plaie opératoire est presque complètement fermée, il ne reste qu'un point bourgeonnant au niveau du drain supérieur.

Le 2 avril. — Le malade, guéri localement, passe en médecine pour se faire traiter de sa tuberculose pulmonaire.

Il a continué de tousser et de maigrir et a succombé au bout d'un mois après son entrée en médecine.

A l'autopsie, rien du côté du cou. Les deux sommets des poumons sont creusés de petites cavernules tuberculeuses ; au dessous, les deux poumons, le gauche surtout sont infiltrés de granulations tuberculeuses. Les ganglions médiastinaux sont congestionnés et augmentés de volume au près du hile surtout.

Examen bactériologique. — Sur les lamelles colorées au bleu de methylène on voit des staphylocoques, qui restent colorés avec le violet de Gentiane et le Gram ; au Ziehl, beaucoup de bacilles de Koch.

Les cultures sur gélose et sur bouillon donnent du staphylocoque blanc peu végétant.

Inoculation. — Un cobaye inoculé le 15 mars avec un ganglion caséeux n'a pas eu de chancre ; mais au bout de 8 jours il a une adénite.

On le tue le 2 mai. — Tuberculose pulmonaire et splénique, quelques granulations plus rares sur le foie. Un autre cobaye inoculé avec un petit ganglion se tuberculise également.

Les coupes de ganglions caséeux sont aussi significatives ; follicules avec cellules géantes. Bacilles.

OBSERVATION VIII

Antoine R..., 38 ans, boulanger, vient à l'Hôpital Necker le 11 mars 1896 pour des ganglions du cou.

Antécédents héréditaires. — Nuls au point de vue de la tuberculose. Cet homme, a eu une fluxion de poitrine en 1882.

Il est toujours un peu enroué, mais il attribue cela à sa profession.

En janvier 1895, il a ressenti quelques douleurs vers l'angle de la mâchoire du côté droit et s'est aperçu de l'apparition d'une glande qui roulait sous ses doigts. Il attribue cela à une dent gâtée. La glande a augmenté peu à peu jusqu'en mai. Depuis, elle est restée stationnaire et les douleurs ont disparu. Au dire du malade cette tuméfaction qui était primitivement très dure, a diminué de consistance.

En février 1896, douleurs dentaires, avulsion d'une molaire inférieure droite. A la suite, la tuméfaction augmente de volume.

Actuellement. — La tuméfaction a le volume d'un œuf de poule ; elle est assez molle, presque fluctuante.

Extirpation le 14 mars, d'un ganglion tuberculeux suppuré et de plusieurs autres moins gros, mais contenant de petits foyers caséeux. Cautérisation au chlorure de zinc. Sutures. Guérison le 24 mars 1896.

Revu le 30 mai 1897. Etat général bon.

Récidive dans un ganglion carotidien du même côté. Opération le 1ᵉʳ juin 1897. Guérison.

Le pus n'a jamais donné que des cultures de streptocoques.

Les ganglions gros et petits, inoculés à deux cobayes ont donné de la tuberculose généralisée.

Observation IX

Albert P...., 15 ans, vient consulter à l'hôpital Necker pour des ganglions sterno-mastoïdiens moyens, le 12 mars 1896.

Antécédents héréditaires. — Nuls.

Antécédents personnels. — A eu dans son enfance des glandes cervicales, qui augmentaient de volume, diminuaient et finissaient par disparaître.

S'enrhume facilement. Coryzas fréquents. Dort la bouche ouverte, ronfle.

A eu une ou deux fois mal à la gorge.

Ne tousse pas habituellement.

Histoire actuelle. — Albert P..., s'est enrhumé le 5 février et a eu, à ce moment, une extinction de voix presque complète. Au bout d'une huitaine de jours, un ganglion s'est pris à la partie supérieure du 1/3 moyen du sterno-mastoïdien gauche, puis les ganglions qui siègent au-dessous se sont pris les uns après les autres. D'autres, plus petits, ont apparu du côté droit près de la mastoïde. Tous les ganglions du côté gauche ont augmenté de volume sans que le malade ait beaucoup souffert et ait eu de la fièvre. A la suite d'applications de cataplasmes, la tuméfaction a diminué mais n'a pas tardé à augmenter de nouveau.

En examinant la bouche du malade, on constate la présence d'une cicatrice sur la voûte palatine à gauche. On remarque aussi plusieurs dents cariées en bas et à gauche.

15 mars. — Le malade est opéré du côté gauche.

L'extirpation est faite ; on touche au chlorure de zinc et on draine.

Le drain est enlevé le quatrième jour, les fils le septième.

Injection iodée.

Le malade est guéri le 25.

Revu le 20 juin 1897, le malade est en bon état et n'a pas eu de récidive.

Le pus examiné au microscope, contient quelques rares bacilles de Koch colorés par le Ziehl.

Les tubes ensemencés restent stériles.

Des inoculations aux cobayes faites avec un gros ganglion et un minime sont également positives au point de vue de la tuberculose.

OBSERVATION X

Caroline Kief..., âgée de 9 ans, entre à l'Hôpital Trousseau le 20 mars 1896, dans le service de M. le professeur Lannelongue ; elle est couchée dans le pavillon de la salle Giraldès.

Antécédents héréditaires. — Son père et sa mère sont morts tous les deux de tuberculose pulmonaire.

Antécédents personnels. — Cette enfant n'a jamais eu de maladie sérieuse ; il y a deux ans, elle a eu une adénite chronique suppurée de la région sous hyoïdienne médiane, pour laquelle elle a été opérée, avant la période fistuleuse. L'année suivante elle a commencé d'avoir d'autres ganglions engorgés au cou ; ils ont grossi progressivement, d'abord au niveau de l'angle de la mâchoire supérieure, puis en arrière, le long du bord postérieur de la branche montante du maxillaire.

Actuellement, les ganglions de la région sus-hyoïdienne ont supppuré et sont maintenant fistuleux : leur trace est marquée par des cicatrices rouges, violacées à bord décollés sans dépressions bien accusées et au milieu desquelles il persiste encore un trajet fistuleux, qui laisse échapper de temps à autre une quantité variable de pus séreux. Dans la région parotidienne il y a quatre ganglions malades, très augmentés de volume : les deux supérieurs sont suppurés et ouverts au dehors par deux fistules ; sur les deux autres la peau est rouge et adhérente. Jusqu'il y a un mois l'indolence a toujours été complète ; depuis ce moment la petite malade a commencé par souffrir un peu, puis les douleurs d'abord spontanées ont vite cédé et actuellement il n'existe qu'un peu de sensibilité à la pression.

On ne trouve autre part aucun engorgement ganglionnaire.

L'Etat général est bon ; l'enfant mange bien : elle ne tousse pas. A l'auscultation ses poumons sont sains : elle n'a pas d'aûtres manifestations locales de tuberculose.

Le 22 mars 1896. — M. le Dr Broca fait l'extirpation des ganglions malades.

Examen bactériologique. — Sur les lames on voit des chaînettes et des amas de cocci prenant le Gram. Pas de bacilles.

Les cultures e tles isolements ont permis de séparer des staphylocoques dorés et des streptocoques.

Un cochon d'Inde inoculé, a un chancre tuberculeux avec adénite suppurée. On le sacrifie le 18 juin. Tuberculose de la rate et du foie. Un second cobaye inoculé avec un petit ganglion est devenu tuberculeux de même.

OBSERVATION XI

Emile Maz,.., 39 ans, ferblantier, entre à l'hôpital Necker le 22 mars 1896, dans le service de M. Le Dentu, salle Malgaigne.

Il a commencé d'être malade il y a trois ans ; à la suite d'un refroidissement, il aurait senti un ganglion situé dans la région sous angulo maxillaire. Ce ganglion a grossi rapidement, se portant en haut et en arrière; on lui a fait à ce moment des injections à l'hôpital. Deux mois plus tard, sans douleurs, il sent un ganglion sous mental engorgé ; celui-ci augmente de volume, se ramollit, suppure et laisse encore aujourd'hui un trajet fistuleux. Le premier ganglion a continué de grossir, deux ou trois autres voisins remontant vers la parotide se sont pris isolément, puis se sont fusionnés avec le premier, formant une saillie du volume d'un petit œuf et légèrement douloureuse au palper.

Ce malade n'a rien dans ses antécédents qui puisse faire penser à la tuberculose. Il n'a pas maigri, ne tousse pas ; rien aux poumons ; mais ses dents sont en mauvais état.

Il m'a été confié le 24 mars 1896 et je l'ai opéré. Incision le long du bord antérieur du sterno-mastoïdien gauche, longue de quatre à cinq centimètres ; extirpation d'un paquet formé par cinq ou six glanglions suppurés ; d'apparence tuberculeuse et remontant jusque vers la base de la loge parotidienne.

Au cours de l'opération, une alerte de chloroforme assez sérieuse oblige à s'arrêter ; le malade revient à lui. Sutures au crin de florence après attouchement au chlorure de zinc et drainage. Pas de température.

Premier pansement le 1ᵉʳ avril ; le drain donne à peine quelques gouttes de pus ; on enlève les sutures : réunion parfaite. La lèvre inférieure est très légèrement déviée depuis le jour de l'opération.

Revu le 17 avril. — Ce malade est bien portant et sa plaie est parfaitement cicatrisée. Toutefois il lui reste encore un trajet fistuleux sous mental qui suppure toujours et deux autres ganglions à gauche, l'un le long de la chaîne carotidienne, sous le sterno-mastoïdien, au niveau de son tiers moyen, l'autre dans la région parotidienne, plus superficiel, en avant du lobule de l'oreille.

Le 7 août 1896. — Il revient dans le service, pour demander l'extirpation du trajet fistuleux qui lui reste dans la région sous-mentale et des ganglions cervicaux et parotidiens gauches précités, qui ont un peu augmenté de volume. Il entre à l'hôpital le 15 août et je l'opère le jour même.

Le trajet fistuleux me conduit à enlever deux petites masses ganglionnaires dures dans la région sous-mentale ; cautérisation au chlorure de zinc ; sutures sans drainage.

Incision sur le sterno-mastoïdien gauche ; en réclinant en dehors le sterno-mastoïdien, on trouve un ganglion suppuré, qu'on extirpe sans l'ouvrir et auprès duquel, toute une chaîne de ganglions, gros comme des noisettes, durs, s'en va vers la jugulaire interne ; l'extirpation est facile ; il y a peu d'adhérences aux vaisseaux, sauf en avant, à l'origine du tronc thyro-linguo-facial où un ganglion est ramolli. Quelques ganglions postérieurs ont aussi enlevés.

Le 17 août. — Le drain a été retiré, et les points de suture profonds, simplement coupés. Pas de suppuration.

Le 19 août. — Ablation des fils ; réunion par première intention. Le malade quitte l'hôpital avec son pansement qu'il vient faire renouveler le 25 août. Pas de suppuration, la cicatrice est bonne et commence à s'assouplir dans la région sous-mentale ; elle est encore un peu dure au côté gauche du cou. Le malade est dans un état excellent.

Examen bactériologique. — Les lamelles préparées avec du pus et des frottis de ganglion, et colorées au Ziehl n'ont laissé voir aucun bacille de Koch.

Le pus ensemencé après la première intervention et après la seconde, dans du bouillon et sur de la gélose a cultivé en donnant chaque fois et sur les deux milieux, du streptocoque pur, à chaînettes de six à huit éléments ; ce streptocoque pousse assez abondamment. Inoculé au lapin, il est peu virulent ; un peu de gonflement de l'oreille, pas de réaction générale, ni de suppuration. L'animal est très bien portant le cinquième jour après l'inoculation.

Inoculation de fragments des ganglions enlevés. Le 24 mars et le 15 août 1896 ; les deux cobayes inoculés à ces dates n'ont absolument rien présenté qu'un peu de suppuration au point inoculé. La plaie s'est cicatrisée rapidement ; pas d'adénite. Les deux cobayes ont été sacrifiés le 10 octobre 1896 et n'avaient aucune trace de tuberculose.

Examen des coupes (1). — Sur une coupe de la paroi d'un ganglion suppuré, on trouve par la méthode de Gram quelques cocci isolés et deux chaînettes courtes (4 à 5 éléments). Les coupes colorées au picro-carmin ne présentent pas de cellules géantes ; le Ziehl ne révèle la présence d'aucun bacille de Koch.

D'autres coupes ont été faites avec les ganglions plus petits et non suppurés ; on n'y trouve que des zônes de congestion disséminées dans l'étendue de la coupe.

Revu le 27 juin 1897.— Le malade est en mauvais état ; après des fatigues et du surmenage il a eu un abcès sous le menton, ouvert spontanément ; il a laissé un trajet fistuleux. Depuis le malade a fait des onctions avec une pommade ? Et des pansements avec des feuillés de choux, sur le conseil d'une femme de la campagne.

Il présente actuellement une peau très enflammée et infectée sur le côté gauche du cou et jusque vers la clavicule ; plu-

1. Nous ne donnons en détail que quelques examens histologiques pour éviter des répétitions.

sieurs ulcérations laissent écouler du pus crêmeux et bien lié.

On ne sent pas de ganglions, mais une induration étendue.

L'état général n'est cependant pas bon.

OBSERVATION XII

Désiré F..., 20 ans, entre à l'hôpital Necker, salle Malgaigne, pour ganglions du cou, le 25 mars 1896.

Antécédents héréditaires. — Son père a eu des ganglions du cou jusqu'à 22 ans et a guéri spontanément?

Il a eu sept frères ou sœurs qui sont morts en bas-âge, plusieurs de méningite.

Antécédents personnels. — Jamais de gourme, pas de ganglion, fluxion de poitrine vers 2 ans. Maux de gorge quelquefois.

Maladie actuelle. — Il y a un an, Désiré F..., remarqua une glande au niveau de la partie inférieure du sterno-mastoïdien droit. Cette glande indolore, grossit pendant deux ou trois mois puis diminua. Il en vint d'autres à gauche.

Le malade ne sait à quoi rapporter le début de ces ganglions : il n'a pas eu d'écoulement d'oreille. Il a bien eu mal à la gorge il y a un an, mais après l'apparition de ces glandes. Il tousse un peu, surtout la nuit et crache le matin. Il a de mauvaises dents : une seule a occasionné des douleurs et a été arrachée il y a deux ans.

Actuellement. — Désiré F..., a, du côté droit, un ganglion gros comme une amande, à la partie moyenne du sterno-mastoïdien et deux autres semblables un peu au-dessus ; du côté gauche, deux autres ganglions de même dimension, l'un derrière le sterno-cléido-mastoïdien, l'autre sous l'angle de la mâchoire. A la nuque du côté gauche, de petits ganglions gros comme des pois.

La base du cou est très élargie par la présence de ganglions carotidiens.

L'auscultation du poumon ne révèle rien d'anormal.

Opération le 25 mars 1896. — Extirpation complète des ganglions des deux côtés. Ils sont caséeux, mais il n'y a pas d'abcès ; cautérisation au chlorure de zinc ; pas de drainage ; sutures.

Le 28 mars. — On sectionne les fils profonds sans les enlever

Le 1er mars. — Ablation des fils. Réunion par première intention. Le malade sort le lendemain avec un pansement protecteur.

Revu en juillet 1897. — Pas de récidive.

Le pus des ganglions contenait des cocci gardant leur coloration par la méthode de Gram.

Les cultures ont donné du staphylocoque doré.

Des fragments de ganglions caséeux ont été inoculés au cobaye, avec résultat positif pour la tuberculose.

Inoculation d'un ganglion du volume d'un pois. Tuberculose.

OBSERVATION XIII

Marie. B…, 30 ans, entre à l'hôpital Necker, salle Lenoir, le 26 mars 1896 pour ganglions cervicaux.

Antécédents héréditaires. — Inconnus.

Antécédents personnels. — Beaucoup de gourme dans les cheveux. Pas de glandes.

Histoire actuelle. — A l'âge de 15 ans, Marie B... a eu des glandes dans la région sterno-mastoïdienne droite, à l'union du 1/3 moyen et du 1/3 inférieur. Ces glandes, indolores ou à peu près, ont évolué en quatre semaines. On les a incisées et il est sorti du pus. La guérison a eu lieu en quinze jours.

La malade croit qu'à ce moment elle avait en outre une petite glande sous le lobule de l'oreille droite. Le glanglion sous-angulo-maxillaire était donc déjà pris.

Il y a deux mois, à la suite de maux de dents, parurent à droite de petits abcès dentaires. La petite glande augmenta de volume et deux autres s'échelonnèrent dans la région carotidienne et dans la région de l'os hyoïde. La malade fit arracher quatre dents dont deux de ce côté.

Aujourd'hui, elle vient à nous, portant derrière l'angle de la mâchoire une glande du volume d'une noix, et en avant et tout en bas deux autres glandes de la dimension d'une noisette : la plus inférieure est la plus volumineuse des deux.

Marie B... s'enrhume facilement l'hiver, a peu d'appétit, des sueurs le matin, jamais la nuit ; elle ressent des fatigues dans les jambes qui sont enflées de temps en temps. Elle a des pertes blanches : elle est anémique ; l'auscultation du poumon ne révèle rien d'anormal.

2 avril. — L'état des ganglions s'est amélioré : ils sont plus nettement séparés, un peu moins gros. La malade ne souffre plus des dents : elle se sent affaiblie.

14 avril. — Les ganglions inférieurs ont diminué. Le ganglion sous-angulo-maxillaire a augmenté un peu de volume et la peau qui le recouvre est rouge, il est mobile et n'adhère pas aux téguments. La ponction donne du sang.

Le 20 avril la malade revient ; le ganglion sous-maxillaire est suppuré mais non fistuleux ; à son voisinage il existe d'autres petites glandes mobiles.

Opération le 22 avril 1896. — Extirpation de tous les ganglions sentis. Cautérisation au chlorure de zinc. Sutures. Guérison le 2 mai.

La malade a été revue en juin 1897. On sent un petit ganglion engorgé à la région sous-maxillaire du côté opposé. Etat général bon. Cicatrice régulière.

Le pus n'a pas cultivé. Les inoculations ont été positives.

OBSERVATION XIV

Georges J..., 23 ans, entre à l'hôpital Necker, salle Malgaigne, le 30 mars 1896, pour ganglions sous-maxillaires gauches.

Antécédents héréditaires. — A perdu une sœur qui est morte à 3 ans de méningite.

Antécédents personnels. — Nuls.

Histoire actuelle. — Il y a deux ans, le malade a souffert pour la première fois de maux de dents : la première molaire inférieure gauche était cariée. Peu après, il s'est aperçu d'une petite grosseur, sous le maxillaire du côté gauche ; elle n'était pas douloureuse.

Elle a depuis augmenté de volume, puis diminué et augmenté de nouveau, toujours indolente.

Aujourd'hui, on sent un ganglion, gros comme une noix volumineuse, mobile, assez dur. Le malade a de très mauvaises dents : les deux grosses molaires inférieures droites, une molaire supérieure gauche sont atteintes de carie ; la première grosse molaire inférieure gauche est complètement cariée et n'a plus de couronne. On extirpe cette dent.

Application locale de teinture d'iode.

Revu le 17 avril. — Va mieux. Le ganglion existe encore mais très diminué.

Revu le 1ᵉʳ mai. — Va très bien. Adénite très réduite.

Le 16 mai 1896. — Le malade revient; son ganglion a augmenté beaucoup; il est douloureux et perdu au milieu d'un empâtement profond

Opération le 18 mai. — Extirpation de deux ganglions suppurés et d'une série d'autres peu volumineux situés au pourtour. La veine faciale est coupée pendant l'opération, on la lie.

Cautérisation au chlorure de zinc ; drain ; sutures.

Le 21 mai. — Suppression du drain. Injection iodée.

Le 28 mai. — Guérison.

Les cultures faites avec le pus donnent du streptocoque. Les inoculations aux cobayes sont positives pour la tuberculose.

Le malade a été revu le 2 juillet 1897. — Pas de récidive.

OBSERVATION XV

Berthe Pass..., âgée de 26 ans, entrée le 13 avril 1896 à l'hôpital Necker, salle Lenoir, n° 14, dans le service de M. Le Dentu.

Antécédents. — Beaucoup de gourme à la face et dans le cuir chevelu ; plusieurs maladies légères jusqu'à l'âge de 7 ans.

A ce moment, une bronchite. La malade a été réglée à 17 ans, mais jamais régulièrement. Mariée, elle a eu une fille qui est morte en décembre 1890, au bout de 13 jours après sa naissance : elle était très chétive et avait une ophtalmie purulente double. Il y a sept ans la malade fût soignée à l'Hôtel-Dieu pour un début de maladie de foie... A ce moment elle avait de l'ictère. Depuis cette époque elle a de l'Ictyose.

Son père est bien portant ; sa mère, toujours malade, est morte à 45 ans ; deux frères ou sœurs sont morts en bas âge on ne sait de quoi.

Histoire actuelle. — Au mois de février 1895, la malade va laver ayant ses règles ; elle prend froid, a mal à la gorge pendant plusieurs jours : fièvre, malaises, suppression des menstrues. Presque aussitôt, elle s'aperçoit qu'elle a une glande au niveau de l'angle de la mâchoire inférieure du côté gauche.

Ce ganglion était peu développé, mais non mobile sur les plans profonds, au dire de la malade ; en un mois et demi, cette glande a acquis le volume d'un œuf de pigeon. Un peu de douleur, rougeur de la peau. Incision : il s'écoule beaucoup de pus épais ; drainage. La suppuration a duré trois mois abondante ; ensuite il est resté un trajet fistuleux qu'on voit encore au milieu d'une cicatrice irrégulière déprimée et violette.

Il y a deux mois paraît une glande sous le menton, dans la région sus hyoïdienne médiane, un peu à droite : cette glande grossit en deux ou trois jours, puis diminue un peu de volume ; à ce moment un autre ganglion sous le sterno-mastoïdien apparaît et grossit en peu de temps ; la peau amincie et violette lui adhère bientôt.

Actuellement la malade a des dents cariées des deux côtés à la mâchoire inférieure surtout depuis six ans.

A gauche sous l'angle de la mâchoire est une cicatrice violacée avec un trajet fistuleux ; au-dessus et en arrière se trouve un ganglion ramolli fluctuant et douloureux, gros comme un œuf de pigeon ; ce ganglion adhère à la peau, au voisinage du bord antérieur du sterno mastoïdien ; il est un peu mobilisable dans la profondeur. En bas, dans la région sus hyoïdienne médiane, sont deux petits ganglions durs et mobiles, du volume d'une noisette tout au plus.

Depuis deux ans la malade a perdu l'appétit et des forces. Elle tousse depuis l'âge de 7 ans dit-elle, mais crache peu.

Elle est très sujette aux maux de gorge : constipation, insomnies depuis la mort de son mari, il y a trois ans (phtisie pulmonaire).

A la percussion et à l'auscultation, le sommet du poumon droit est suspect ; submatité, inspiration saccadée, expiration un peu prolongée, voix et toux retantissantes. Rien au cœur.

J'ai opéré cette malade le 20 avril. Ganglions suppurés et caséeux, le long de la jugulaire interne, adhérant fortement au vaisseau. Extirpation du paquet ganglionnaire. Un ganglion assez gros était dans la partie inférieure de la glande parotide ; un autre moins volumineux sous l'apophyse mastoïde. Une série de petites glandes variant du volume d'un pois à celui d'un gros haricot sont extirpées de la profondeur de la nuque, sous le trapèze. Chlorure de zinc, drainage, sutures.

Le 28 avril. — On supprime le drain et on coupe les fils profonds qu'on laisse en place. Le 29 avril, ablation des fils, réunion par première intention : la malade quitte l'hôpital avec une excellente cicatrice et sans trajet fistuleux.

Examen bactériologique. — Des lamelles, frottées sur la surface de section des ganglions, contiennent du bacille de Koch coloré par le Ziehl ; dans les préparations colorées par la méthode de Gram, on voit des chaînettes de streptocoque, assez longues.

Les cultures dans le bouillon ont donné plusieurs espèces. Par les isolements on a du staphylocoque blanc et du streptocoque, qui pousse assez bien mais qui reste sans effet sur le lapin.

Les cultures faites directement sur gélose ont donné les mêmes résultats.

Inoculation. — Le 20 avril inoculation sous-cutanée de trois morceaux de ganglion caséeux, à la patte droite d'un cobaye ; un peu de suppuration locale, chancres tuberculeux ; adénite suppurée à bacilles de Koch le 30 avril. L'animal se nourrit bien. Le 6 octobre, on le sacrifie et on constaté des lésions tuberculeuses des plus nettes, dans le foie et surtout la rate ; les poumons commençaient à être pris.

Un second cobaye est inoculé le même jour de la même façon avec deux petits ganglions non ramollis, mais un peu tuméfiés. Abcès chaud, suppuration abondante ; pas d'adénite, cicatrisation. On tue l'animal le 6 octobre ; aucune trace de tuberculose.

Examen des coupes histologiques. — Les morceaux des gros ganglions, fixés au sublimé et colorés au picro carmin, sont remplis de cellules géantes et de follicules tuberculeux, situés au sein de zônes fortement congestionnées. Les préparations colorées au Ziehl sont peu riches en bacilles de Koch.

Les petits ganglions ne présentent que de la congestion simple.

OBSERVATION XVI

B..., 23 ans, entre à l'hôpital Necker, salle Lenoir, le 30 avril 1896, pour ganglions sous-maxillaires droits.

Antécédents héréditaires. — Nuls.

Antécédents personnels. — La malade a depuis longtemps de mauvaises dents, surtout à droite, tant au maxillaire supérieur qu'au maxillaire inférieur. Une molaire a été arrachée il y a trois mois.

Histoire actuelle. — B... raconte qu'il y a six mois, après son mariage, elle fut piquée à Nice par un moustic. A la suite de cette piqûre, dit-elle, un bouton s'est montré sur la peau qui recouvre la branche horizontale du maxillaire inférieur du côté droit.

Ce bouton s'agrandit, puis traité par l'iodoforme se referma. B... prenait en même temps des pilules de protoiodure d'Hg et de l'iodure de potassium, ainsi que le lui avait ordonné le médecin de son mari lors du mariage.

Il y a quatre mois, au-dessous du siège du bouton, dans la région sous-maxillaire parut un ganglion qui grossit vite et devint rouge, chaud, luisant, il y a un mois. On l'incisa à ce moment et, dit la malade, il s'en écoula du pus.

Cette incision ne fut pas suivie de guérison, une fistule persista.

Sur ces entrefaites, B... fait une fausse couche, il y a quinze jours. Elle présente dans la peau de la joue sur le maxillaire même un petit point dur et indolore. Il grossit rapidement. La malade ne se plaint point d'avoir maigri, elle n'a pas eu de sueurs, elle a seulement de la constipation rebelle.

30 avril. — On incise l'abcès cutané. Il en sort un pus crémeux qu'on recueille. On recueille en même temps du pus qui se trouve dans le trajet fistuleux.

Ce pus contient du staphylocoque blanc : par la coloration au Ziehl on y voit des bacilles tuberculeux.

Le 1er mai 1896. — Extirpation des ganglions. Sutures, sans drainage, après cautérisation au chlorure de zinc.

Guérison le 12 mai.—Pas de récidive en juin 1897.

Des inoculations faites au cobaye ont été positives au point de vue de la tuberculose.

OBSERVATION XVII

Blanche T..., 20 ans, vient à la consultation de l'hôpital Necker le 2 mai 1896, pour des adénites sous-maxillaires gauches.

Antécédents héréditaires. — Nuls.

Antécédents personnels. — A eu un abcès à 3 ans.

On l'a opérée pour des végétations adénoïdes, il y a 2 ans. A quelquefois des maux de gorge, le dernier remonte à 3 mois.

Sa dentition est mauvaise : En bas: à gauche, en haut: à droite, elle a des dents cariées.

Histoire actuelle. — Depuis 2 mois, elle a des ganglions sous-maxillaires du côté gauche, et le ganglion sous-angulo-maxillaire du même côté, quoique très petits, est cependant augmenté de volume. La peau est indemne, l'état général bon. Ces ganglions sont ramollis par endroits.

3 mai. — Opération : extirpation d'une chaîne de ganglions allant jusqu'à la jugulaire.

On touche au chlorure de zinc, on draine et on suture.

6 mai. — On supprime le drain.

9 mai. — On enlève les fils.

Guérison quelques jours après.

Revue en juin 1897. — La malade a un bon état général. Elle n'a pas eu de récidive.

Le pus a donné des cultures de streptocoques.

Inoculations aux cobayes, positives pour les gros ganglions, négatives pour les plus petits.

OBSERVATION XVIII

Jeanne Duv..., âgée de 46 ans, couturière entre à l'hôpital Necker le 5 mai 1896, salle Lenoir, dans le service de M. Le Dentu.

Rien de particulier dans les antécédents héréditaires ; la malade a eu pour la première fois un écoulement purulent de l'oreille droite, le 4 mai 1895, après un mal de gorge ; à partir de ce moment elle a commencé d'avoir un peu d'engorgement ganglionnaire sous le tiers supérieur du sterno-mastoïdien droit. Elle ne tousse jamais.

A l'examen, on constate une tuméfaction ganglionnnaire de consistance inégale, située sous le sterno-mastoïdien droit qu'elle soulève ; une seconde masse reliée à la première par une zône un peu empâtée, occupe l'angle de la mâchoire. On sent encore quelques ganglions plus petits et indépendants, en arrière vers la nuque et en haut vers la pointe de l'apophyse mastoïde. Dans chacune des deux masses principales on sent un point fluctuant.

Il existe une cicatrice de deux centimètres, légèrement rosée, au niveau des ganglions sterno-mastoïdiens ; la malade dit en effet qu'il y a deux mois elle a été opérée à ce niveau par une incision simple. Il est sorti du pus et la cicatrisation s'est faite en trois semaines environ.

Rien aux poumons; rien dans les autres organes. Urines normales cavité buccale en bon état : les amygdales sont un peu grosses mais pas au point de réclamer une opération.

J'ai opéré cette malade le 5 mai 1896. L'incision conduit sur une masse ganglionnaire suppurée qui semble tuberculeuse et qui occupe le tiers supérieur de la région sterno-mastoïdienne, sous le muscle. Ablation du paquet ganglionnaire qui se continue en dedans où trois gros ganglions ramollis adhèrent à la face postéro externe de la veine jugulaire interne, on les extirpe en disséquant la jugulaire sans l'ouvrir. Un autre ganglion siégeait dans l'angle supérieur de réunion de la jugulaire et du tronc thyro-linguo-facial: on l'enlève également et on arrive aux ganglions sous maxillaires, qui sont en partie suppurés : quelques-uns indépendants et gros comme de petits pois sont extirpés. En écartant le sterno-mastoïdien en dehors, on enlève également une série de ganglions situés les uns en arrière sous le trapèze vers la nuque, les autres en haut contre la rainure digastrique de l'apophyse mastoïde.

Attouchement au chlorure de zinc, drainage, sutures.

Le 8 mai.—Pas de température, la malade se sent bien ; on défait le pansement: pas de suppuration par le drain, on le supprime. On sectionne sans les enlever les points de suture profonds. Pansement iodoformé.

Le 12 mai. — Ablation des fils, réunion primitive.

Le 14 — La malade sort.

Nous l'avons revue le 30 mai, elle conservait un peu d'empâtement au niveau de la cicatrice. Le trajet du drain était complètement fermé.

Revue de nouveau le 27 juillet 1896, la malade est bien portante ; cicatrice souple et linéaire.

Examen bactériologique. — Lames colorées au violet d'Erlich par la méthode de Gram, streptocoques, cocci en amas. Lames colorées au Ziehl, ne laissent pas voir de bacilles.

Cultures dans le bouillon ont poussé : streptocoques et cocci en amas. Nous avons fait plusieurs isolements sur gélose qui ont donné des cultures de nombreuses streptocoques et quelques colonies de staphylocoques dont l'une est du citreus et les autres de l'albus.

Deux cobayes ont été inoculés sous la peau, à la racine de la cuisse gauche. Le premier reçoit des morceaux de ganglion suppuré; chancre tuberculeux à l'inoculation. Adénite suppurée. On sacrifie l'animal le 8 octobre 1896. Il était gras et paraissait bien portant. On trouve de la tuberculose de la rate et du foie.

Le second cobaye a été inoculé dans le tissu cellulaire avec deux petits ganglions, gros comme des pois, non ramollis mais triturés avec du bouillon stérile. Pas de chancre tuberculeux, l'animal mange bien et engraisse. Pas d'adénite suppurée. Le 3 octobre 1896, cinq mois environ après l'opération, on tue l'animal qui ne présente aucune lésion tuberculeuse nulle part.

Les pièces durcies ont été perdues et l'examen histologique n'a pas pu être fait.

La malade revue le 18 juin 1897 n'a pas de récidive; sa cicatrice est souple. Etat général bon.

OBSERVATION XIX.

Maurice R..., âgé de 18 ans, garçon boucher, entre à l'hô-
pitale Necker le 13 mai 1896, dans le service de M. Le Dentu,
salle Malgaigne, n° 28.

Antécédents. — La mère et une sœur du malade sont mor-
tes de la poitrine ; son père est bien portant.

Lui a eu une angine couenneuse à 12 ans. Depuis il est très
sujet aux maux de gorge, et il a de grosses amygdales.

Actuellement. — Il se trouve malade depuis le mardi gras ;
à ce moment il a contracté une blemmorrhagie : il prend de
l'huile d'olive, de l'huile camphrée et du bicarbonate de soude.
Il avait déjà un petit ganglion superficiel, vers le bord postérieur du sterno-mastoïdien du côté gauche, absolument indolent
et mobile. Peu à peu ce ganglion a grossi et actuellemant il a
le volume d'un œuf de pigeon, et il est nettement fluctuant.

Le 10 mai. — La première fois que nous l'avons vu, nous lui
avons coupé les deux amygdales au bistouri, et enlevé des
tumeurs adénoïdes du pharynx.

Le 14 mai. — extirpation des ganglions. Nous trouvons un
ganglion suppuré superficiel au lieu précité, puis une série de six
ganglions plus ou moins volumineux, sous le sterno-mastoïdien
et dont les deux derniers adhèrent à la veine jugulaire interne. Une portion du bord postérieur du sterno-mastoïdien était
détruite et le muscle baignait dans le pus. Il existait aussi un
ganglion assez gros contre la rainure digastrique de l'apophyse
mastoïde et d'autres moins volumineux et plus inférieurs
s'échelonnaient vers la nuque. Nous avons enlevé tous les gan-

glions que nous avons vus, quelqu'en fût le volume. Attouchement au chlorure de zinc, drainage, sutures. Pas de fièvre après l'opération. Ablation du drain et section des fils profonds le troisième jour. Ablation des fils le huitième jour. Réunion par premiere intention. Sortie le 26 mai. Cicatrisation complète; un peu d'empâtement au niveau de la cicatrice; pas de douleur.

Le malade a été revu à la fin de juin, à la fin de juillet et enfin le 20 septembre. Cicatrice linéaire bien souple; mouvements faciles, pas de sensibilité. Embonpoint; état général excellent. Le malade a repris son travail depuis la fin du mois de juin.

Examen bactériologique. — Les préparations sur lames ne permettent de voir aucune espèce microbienne. Les cultures sur bouillon et sur gélose, faites le 14 mai n'ont pas encore poussé le 1er juillet.

Inoculations.—Le 10 mai, un cochon d'Inde est inoculé avec un morceau d'amygdale; un autre avec des tumeurs adénoïdes. Tous deux ont eu, au lieu d'inoculation, des chancres qui persistent encore le 26 septembre. Les deux animaux sont sacrifiés; ils ont l'un de la tuberculose de la rate, du foie et des poumons, l'autre de la tuberculose de la rate seulement.

Le 14 mai. — Inoculation d'un cobaye avec un ganglion caséeux. Chancre tuberculeux. 20 septembre autopsie, tuberculose généralisée à la rate, au foie et aux poumons. Un autre cobaye est inoculé avec un petit ganglion voisin de la masse principale; pas de tuberculose.

Sur les coupes des amygdales et des adénoïdes nous avons trouvé assez profondément des cellules géantes bien nettes avec des zônes très congestionnées. Avec la coloration de Ziehl, on ne voit pas de bacilles.

Les coupes des gros ganglions sont remplies de cellules géantes avec follicules typiques. Au Ziehl, on voit des bacilles de Koch.

Le malade revu le 29 juin 1897, se porte très bien. Cicatrice souple et non cheloïdienne ; pas de ganglions engorgés.

OBSERVATION XX

Jules Harm.., âgé de 18 ans, bijoutier, entre à l'hôpital Necker le 11 mai 1896, dans le service de M. Le Dentu, salle Malgaigne n° 25.

Antécédents héréditaires. — Nuls. Il a souvent des migraines.

Depuis 5 à 6 ans il a de mauvaises dents à la machoire inférieure du côté gauche, dont il souffre de temps en temps.

Il y a deux mois, après avoir eu des crises douloureuses du côté de ses dents cariées, avec irradiations vers l'oreille, il ressent une douleur sourde et persistante, dans la région sterno-mastoïdienne gauche (1/3 supérieur). Au bout d'un mois un gonflement apparaît à la partie correspondante, ensuite la tuméfaction s'est étendue en bas.

Refroidissement il y a trois semaines, un soir ; le lendemain matin le malade s'éveille avec le côté gauche du cou très enflé. Depuis ce moment un peu de fièvre le soir.

A l'examen on ne trouve rien du côté de l'appareil respiratoire, ni des autres organes. Dans la bouche la première molaire supérieure gauche et les deux inférieures sont cariées et réduites à l'état de chicots irréguliers. Au cou on constate une tuméfaction formée par des ganglions agglomérés dans le tiers supérieur de la région sterno-mastoïdienne. Le sterno-mastoïdien est soulevé. En descendant, on sent quelques ganglions plus petits et isolés : à la partie supérieure du creux sus-claviculaire, un ganglion est suppuré et adhérent à la peau (Le malade y a mis deux fois de la teinture d'iode).

J'ai opéré ce malade le 16 mai 1896. — Tous les ganglions sous sterno-mastoïdiens étaient atteints et en grande partie suppurés ; ils adhéraient à la veine jugulaire interne, qui a dû être disséquée dans la plus grande partie de son trajet. D'autres étaient situés entre les branches d'origine du plexus cervical profond et du plexus brachial, très adhérents à ces nerfs ; enfin les plus inférieurs nous ont conduit jusqu'à la veine sous clavière. Tous les ganglions extirpés, y compris ceux plus petits et non suppurés qui s'étendaient en arrière vers la nuque, on fait un attouchement au chlorure de zinc: drainage sutures.

Pas d'élevation de température. Premier pansement au quatrième jour, très léger suintement séreux par le drain. On supprime le drain qu'on remplace par une mèche iodoformée après avoir touché le trajet à l'eau iodée. On sectionne seulement les fils profonds sans les enlever.

Le neuvième jour, ablation des fils. Réunion par première intention. Il reste le trajet du drain qui suppure très peu. Lavage à l'eau iodée. Le malade sort le 26 mai 1896. Revu onze jours après ; un fil de soie à ligature s'est infecté et a suppuré, il s'élimine, à la partie supérieure de la cicatrice.

Le 30 mai, la cicatrisation est complète sur toute la longueur. Etat général excellent. Sortie.

Revu au bout de deux mois, le malade se porte bien, sa cicatrice n'est pas encore tout à fait souple.

Petit 10

Le 10 février 1897. — Le malade en travaillant s'est écorché sur le bord de son faux col ; un peu d'infection. Deux petits ganglions superficiels mobiles et durs sont situés en arrière de la cicatrice.

Vers le 15 avril 1897, il s'est produit un petit abcès en huit jours, à l'union des tiers moyen et supérieur de la cicatrice. Incision le 20 avril 1897. Guérison. Le pus contenait du staphylocoque doré.

Revu en juin 1897. — Le malade n'a plus rien. Bon état général.

Examen bactériologique. — Dans les préparations sur lames, colorées au violet de gentiane, on voit au milieu de nombreux débris et de globules de pus, des chaînettes de streptocoque de trois à quatre éléments. Avec la méthode de Gram, on retrouve les mêmes chaînettes.

Sur quatre préparations colorées avec le Ziehl et l'acide azotique au tiers, on trouve trois fois des bacilles tuberculeux bien nets (pus recueilli dans un ganglion non ouvert).

L'ensemencement de deux bouillons avec le même pus a poussé le 18 mai ; le bouillon d'abord trouble s'est ensuite éclairci et a déposé. Streptocoques courts, prenant le Gram. Les cultures sur gélose ont poussé en donnant des colonies fines de streptocoque.

Inoculations. — Deux cobayes ont été inoculés le soir de l'opération, l'un avec des fragments de ganglion caséeux, l'autre avec un petit ganglion voisin du premier, mais non suppuré. Le premier animal n'a pas eu de chancre tuberculeux, mais le 29 mai 1896, il avait un gros ganglion suppuré à l'aîne du côté gauche ; l'inoculation sous-cutanée avait été faite à la racine de la cuisse. On extirpe ce ganglion dont le pus examiné au Ziehl est plein de bacilles de Koch.

Avec la méthode de Gram, on y voit aussi quelques chaînettes de streptocoque. Un second ganglion près du précédent est laissé en place. L'animal ne maigrit pas et paraît se bien porter.

Le 11 septembre. — Après un amaigrissement qui a commencé il y a dix jours, l'animal meurt. A l'autopsie, on trouve des granulations tuberculeuses disséminées dans le foie, confluentes dans la rate et dans le poumon gauche : il y en a aussi quelques-unes dans le poumon droit.

Le second animal, inoculé le même jour, n'a pas eu de chancre tuberculeux non plus ; il n'a présenté d'adénite auprès du point inoculé que le quinzième jour. Ce ganglion a suppuré et s'est ouvert spontanément ; mais il y a eu ensuite cicatrisation. Un autre ganglion s'est pris à côté. L'animal prend le dessus ; il mange bien ; pas d'amaigrissement. L'animal est sacrifié le 8 octobre 1896. Tuberculose généralisée au foie, à la rate et aux deux poumons.

Examen des coupes de ganglions. — Nous avons fait des coupes histologiques avec un morceau de ganglion caséeux et avec un petit ganglion voisin et dur. Les pièces ont été fixées au sublimé. Sur les coupes du ganglion caséeux, on remarque en plusieurs points des cellules géantes bien nettes au milieu de zônes congestionnées (picro-carmin). Sur des coupes colorées au Ziehl, on trouve nettement des bacilles de Koch.

Dans les coupes du petit ganglion, pas de cellules géantes typiques, mais par place (picro-carmin) des points congestionnés ; par la coloration au Ziehl nous n'avons pas pu trouver de bacilles.

D'autres coupes colorées au violet d'Erlich avec la méthode de Gram n'ont permis de voir aucun microbe dans les tissus.

OBSERVATION XXI

Eugène S..., 6 ans, est amené à la consultation de l'hôpital Necker, le 19 mai 1896 pour adémite cervicale droite.

Antécédents héréditaires. — Nuls.

Antécédents personnels. — Rougeole au mois de février dernier, suivie de bronchite grave.

Abcès du périnée, à la même époque, ayant suppuré pendant quelques temps.

Otite purulente (moyenne) à gauche, consécutive à la rougeole.

Actuellement. — L'enfant présente sous le sterno-mastoïdien droit à la hauteur du larynx un petit ganglion dur et assez profond.

28 mai. — On ramène l'enfant, il a de la fièvre, une forte bronchite.

Le petit ganglion a grossi; il est devenu plus superficiel.

On remarque en même temps une écorchure insignifiante au-dessus de l'oreille droite, quelques ulcérations dans les cheveux ; d'autres sur l'épaule gauche et dans le dos ont suppuré et l'on note que le bras gauche porte la trace d'une inoculation de vaccin et est induré à ce niveau.

L'enfant est du reste en mauvais état : il a une toux grasse, fréquente, de la broncho-pneumonie à droite, de la bronchite

intense à gauche. Il présente un véritable état cachecti-
que.

29 Mai. — Pansement humide après incision.

1er Juin. — Extirpation. Les sutures ont coupé la peau au
niveau de la partie inférieure de la plaie. Guérison en 3 semaines.

10 Juin 1897. — Revu l'état général est mauvais, récidive
d'un ganglion, bien limité, près de la cicatrice.

Les ensemencés avec le pus n'ont pas poussé.

Les inoculations, faites aux cobayes, dans le tissu cellulaire
sous-cutané, ont donné de la tuberculose.

OBSERVATION XXII

Léon L.-G..., 16 ans, imprimeur. Vient consulter à l'hôpital
Necker, le 27 mai 1896, pour des adénites chroniques sous-
maxillaires gauches.

Antécédents héréditaires. — Nuls.

Le malade, dans son enfance, a souffert des dents molaires
supérieures gauches. A la suite, il a eu un ganglion engorgé
dans la région sous-maxillaire du même côté. Ce ganglion n'a
jamais disparu complètement.

Il y a quatre ans, le malade souffrant de nouveau, fait arracher la dernière molaire gauche qui est cariée. Abcès à la
suite. Le ganglion augmente de volume et d'autres apparaissent en arrière vers l'angle de la mâchoire.

Ils ont diminué au bout de deux mois, mais, tous les ans,
ils augmentent de volume vers le printemps.

Actuellement. — On constate une masse ganglionnaire rénitente qui soulève les téguments de la région sous-maxillaire gauche.

Pas d'adhérence de la peau. La tumeur est indolente.

En arrière de l'angle de la mâchoire, sous le sterno-mastoïdien, il existe d'autres ganglions plus petits et isolés les uns des autres, roulant sous les doigts.

L'avant-dernière molaire gauche est cariée ; bouche en mauvais état.

Rien aux poumons.

Opération, le 29 mai 1896, à Necker. — Extirpation de tous les ganglions. Les plus postérieurs tiennent à la jugulaire et ne sont pas suppurés. Les sous-maxillaires sont caséeux. Cautérisation au chlorure de zinc. Réunion sans drainage. Les fils sont enlevés le septième jour. Réunion par première intention.

Le malade est complètement guéri le 10 juin 1896. Le 15 juin, on lui arrache sa dent malade.

L'examen bactériologique a décelé la présence de streptocoques dans le pus.

Deux cobayes ont été inoculés, l'un avec des fragments d'un ganglion caséeux, l'autre avec un petit ganglion du volume d'un pois. La première inoculation a été positive, mais la seconde n'a pas donné de tuberculose.

Sur les coupes des gros ganglions, on trouve autour des foyers caséeux, des follicules tuberculeux parfaitement constitués.

Dans d'autres glandes seulement hypertrophiées en apparence, on voit de nombreuses cellules géantes péri-folliculaires et une prolifération conjonctive très intense, autour des follicules et des vaisseaux.

Les plus petits ganglions ne présentent pas d'autres lésions que la prolifération conjonctive.

OBSERVATION XXIII

Louis P..., 16 ans 1/2, vient à l'hôpital Necker, le 2 juin consulter pour des ganglions du cou.

Antécédents héréditaires. — Son père est bien portant, mais sa mère est morte il y a 5 ans de tuberculose pulmonaire, un frère aurait succombé en bas âge à une méningite?

Personnellement, Louis P... n'a eu, jusqu'à ce jour, aucune maladie importante ; mais il est chétif, malingre, toujours souffrant.

Vers l'âge de 11 ans il a eu des douleurs névralgiques liées à une carie dentaire et c'est à la suite que ses ganglions cervicaux se sont engorgés. Il a déjà subi une opération de ce côté il y a 5 ans, sur la nature de laquelle il ne peut rien préciser.

L'année suivante nouvelle opération encore. Il est probable qu'il s'est agit d'une incision simple ou d'un grattage avec extirpation incomplète, car le malade nous dit qu'il a dû retourner se faire panser un grand nombre de fois à l'hôpital de la Charité.

A l'examen on constate une masse ganglionnaire sous le sterno-mastoïdien gauche, à la hauteur du maxillaire inférieur; son volume voisin de celui d'un œuf de dinde, n'entraîne aucune compression. La consistance est rénitente, assez régulière, au-dessous de cette masse on trouve quelques petits ganglions roulant sous les doigts ; le tout est absolument indolent. La bouche est dans un état d'entretien déplorable ; on constate des caries dentaires multiples, surtout au maxillaire inférieur et du côté gauche ; l'haleine est fétide.

Le malade tousse un peu d'une façon habituelle, surtout depuis un an.

On constate au sommet droit l'existence de lésions tuberculeuses nettement caractérisées mais encore peu avancées.

Opération le 3 juin 1896. — Extirpation de tous les ganglions gros et petits ; les plus volumineux sont ramollis et complètement caséeux ; les autres ont seulement l'air hypertrophiés et envahis par du tissus fibreux.

Cautérisation au chlorure de zinc, drainage, sutures.

Le 6 juin. — Suppression du drain, section des fils profonds, injection iodée. Ablation des fils le 10 juin.

Guérison le 15 juin.

L'examen du pus a montré qu'il contenait du streptocoque. Les cultures en bouillon et sur gélose ont confirmé cet examen direct.

Deux cobayes inoculés l'un avec un ganglion caséeux, l'autre avec une trituration d'un petit ganglion fibreux ont été tuberculisés en un mois.

Le malade n'a pas pu être revu depuis l'opération.

OBSERVATION XXIV

Mathilde Poi..., âgée de 34 ans, charmeuse de serpents, entre le 16 juin 1896 à l'hôpital Necker, dans le service de M. Le Dentu, salle Lenoir, n° 28.

Antécédents. — Père mort vers 50 ans, hydropique ; mère morte à 45 ans on ne sait de quelle maladie, six mois après la naissance de la malade. Sept frères et deux sœurs sont tous vivants et de bonne santé.

Etant toute enfant, la malade a été opérée d'un adénophlegmon sous-maxillaire droit. Elle a été réglée à 16 ans régulièrement. Elle s'est mariée à 17 ans ; pas d'enfant, ni de fausse couche. Au bout de 7 ans de mariage, métrite et prolapsus utérin : curettage ; depuis la malade porte un pessaire. Son mari est mort le 16 avril 1896 ; il avait eu des attaques de rhumatisme articulaire aigu, une affection cardiaque et de l'ictère. Il toussait habituellement.

La malade a souffert des dents surtout au côté droit de la mâchoire inférieure : une molaire a été arrachée, deux autres sont plombées. Migraines fréquentes. Influenza au mois de juillet 1895 à Anvers. A la suite gonflement léger et progressif du côté droit du cou sans grandes douleurs. La malade à cette époque sent très bien des ganglions gros comme des haricots, durs et roulant sous les doigts. A la base du cou ces ganglions grossissent et suppurent. On les incise en Ecosse ; grattage.

Peu de temps après une seconde puis une troisième incision sont nécessaires. A partir de cette époque une série de ganglions grossissent le long du bord postérieur du sterno mastoïdien, dans le tiers inférieur de son étendue : quelques autres apparaissent sous le trapèze, vers la nuque.

Depuis 5 mois perte d'appétit, amaigrissement considérable, perte des forces ; insommies depuis quatre semaines.

A l'examen on trouve une chaine ganglionnaire étendue depuis le tiers moyen du cou jusqu'à la clavicule : les uns situés sous le sterno-mastoïdien, les autres au niveau de son bord postérieur, d'autres enfin dans le creux sus-claviculaire. Trois trajets fistuleux s'ouvrent, superposés au milieu d'une cicatrice indurée violacée et irrégulière, située à trois centimètresau-dessus du tiers externe de la clavicule. Quelques-uns de ces ganglions sont complètement ramollis et fluctuants. La malade éprouve quelques engourdissements et de temps en temps, des douleurs irradiées dans le cou et le bras droit. Rien aux poumons, rien au cœur ; urines normales.

J'ai opéré cette maláde le 17 juin 1896. —Incision longitudinale circonscrivant la cicatrice et les trajets fistuleux; on tombe sur des ganglions suppurés et caséeux ; les uns sont superficiels, mais le plus grand nombre longent la veine jugulaire interne et en bas la sous clavière auxquelles ils adhérent intimement; d'autres sont situés au milieu des branches des plexus cervical profond et brachial et très adhérents à ces nerfs; enfin quelques autres dont deux ou trois suppurés siègent plus profondément vers la nuque sous le muscle trapèze. Avec une dissection minutieuse, tous gros et petits peuvent être enlevés sans lésions des gros vaisseaux ni des nerfs. Attouchement au chlorure de zinc ; drainage au point déclive sutures.

Au 3ᵉ jour on enlève le drain; il n'y a pas de suppuration. On coupe les sutures profondes sans les enlever. Pas d'élevation de la température. État général excellent.

Le 25 juin.—Ablation de tous les fils : réunion par première intention complète, sauf au niveau du trajet du drain ; attouchement à l'eau iodée. Pansement iodoformé.

La malade a quitté l'hôpital le 28 juin 1896; elle est revenue pendant quinze jours se faire panser ; cicatrice linéaire et souple, blanche sauf à l'orifice du drain où elle est encore un peu violacée et mince.

Revue à la fin de juillet, la malade allait très bien les douleurs du bras avaient complètement disparu.

Au palper on ne sent pas de ganglions engorgés : tous les mouvements se font sans raideur. La malade a engraissé.

Examen bactériologique. — L'examen direct, sur lame, a été négatif à tous les points de vue. Les tubes de bouillon et de gélose sont encore absolument stériles au bout d'un mois.

Inoculations. —Deux cobayes ont été inoculés, l'un avec des morceaux de ganglion caséeux, l'autre avec un petit ganglion non ramolli. Le premier a eu un chancre tuberculeux et une grosse adénite suppurée. On l'a tué le 25 septembre, près des trois mois après l'inoculation. Tuberculose généralisée au foie et à la rate surtout ; rien aux poumons.

Le second cobaye n'a pas eu de chancre ni d'adénite suppurée ; on le tue le 4 octobre : pas de lésions tuberculeuses.

Examen des coupes. — Les coupes de ganglions caséeux présentent des follicules tuberculeux typiques avec des cellules géantes ; avec la coloration au Ziehl, on ne voit pas de bacilles dans les coupes.

Revue le 20 juin 1897. — Etat général bon : pas de récidive cicatrice linéaire, peu visible.

Observation XXV

Alexandre Sac..., 17 ans, vient le 20 juin 1896 à l'hôpital Necker, salle Malgaigne, pour des adénites cervicales chroniques gauches, ramollies et non fistuleuses.

Antécédents. — Hérédité nulle.

Vers l'àge de trois ans le malade a eu des ganglions scrofuleux des deux côtés du cou : ils ont disparu spontanément en quelques mois.

Il y a deux ans, il a eu plusieurs angines et un médecin lui a dit qu'il avait de grosses amygdales. Les maux de gorge se sont souvent répétés depuis, au moindre refroidissement.

Il y a un mois, après une forte fatigue dûe à une course en bicyclette le malade a ressenti une gêne dans le côté gauche du cou et il a remarqué bientôt une grosseur à ce niveau. Il s'agissait d'un ganglion mobile, mais un peu douloureux qui a depuis grossi progressivement.

Il y a quinze jours, nouvelle angine, à la suite de laquelle la tuméfaction cervicale a augmenté plus rapidement.

Actuellement, on constate un engorgement ganglionnaire sous le tiers supérieur du sterno-mastoïdien gauche et au niveau de l'angle de la mâchoire. La tuméfaction a le volume d'un œuf de dinde. Autour de la masse principale on sent d'autres ganglions moins volumineux, en chapelet. Le malade a eu des écorchures et des croûtes dans les cheveux.

Amygdales volumineuses, qui ont été cautérisées il y a deux ans. Le malade dort la bouche ouverte et ronfle. On sent des tumeurs adénoïdes du pharynx.

Etat général assez bon. Poumons sains.

Ablation des amygdales au bistouri et des tumeurs adénoïdes à la curette.

Le 6 juillet 1896. Extirpation des ganglions cervicaux gauches, par une incision suivant le bord antérieur du sterno-mastoïdien.

On trouve des ganglions adhérents à la jugulaire interne, suppurés ou caséeux. On enlève aussi tous les ganglions voisins qui peuvent être sentis. Cautérisation au chlorure de zinc ; sutures. Réunion par première intention.

Revu le 25 juin 1897. Le malade va très b ien; sa cicatrice est souple et régulière ; pas de ganglions engorgés.

Examen bactériologique. — Le pus cultivé à donné du staphylocoque blanc. On n'y voit pas de bacilles de Koch.

Inoculation d'un morceau d'amygdale à un cobaye. Tuberculose généralisée deux mois après. L'inoculation faite avec les tumeurs adénoïdes du pharynx a donné le même résultat. Inoculation de gros et de petits ganglions à des cobayes. Tuberculose généralisée mais à évolution très lente.

Examen histologique. — Tuberculose caséeuse des gan_glions du cou. Les amygdales et les adénoïdes du pharynx ne présentent pas de lésions tuberculeuses.

OBSERVATION XXVI

Maria J..., 17 ans, corsetière entre à l'hôpital Necker salle Lenoir, n° 22, le 26 juin 1896, dans le service de M. le professeur Le Dentu.

Antécèdents. — Son père toussait habituellement, il est mort à 44 ans d'une laryngite tuberculeuse. Sa mère est morte à 50 ans de la poitrine.

La malade a eu d'abord à 4 ans de la gourme du cuir chevelue très intense et qui a duré jusqu'à ces temps derniers. Vers l'âge de 10 ans, carie dentaire douloureuse au maxillaire inférieur, surtout accusée du côté gauche.

L'engorgement ganglionnaire, pour lequel elle entre à l'hôpital, a paru à la suite de la gourme ; il a augmenté après les caries dentaires. Depuis deux mois l'un des ganglions a grossi rapidement, en quinze jours et s'est ouvert spontanément. La malade venait d'avoir la grippe. La plaie s'est refermée rapidement en laissant une cicatrice violacée. Il y a dix jours au cours d'une amygdalite deux autres ganglions sont devenus douloureux et ont grossi; actuellement ils menacent de s'ouvrir.

Etat actuel. — A' gauche, on constate des ganglions engorgés, gros comme des noix, assez bien isolés et mobiles, ils sont situés sous le sterno-mastoïdien qu'ils soulèvent et débordent en avant. On en trouve encore un préauriculaire et un sous angulo-maxillaire .Vers la nuque il y en a de plus petits. Ces tumeurs sont rénitentes. La gorge paraît saine, la voix est un peu enrouée. Sommet gauche un peu suspect de tuberculose. Etat général assez bon.

Opération. — Incision suivant le bord antérieur du sterno-mastoïdien et circonscrivant la cicatrice ancienne. On trouve des ganglions suppurés et caséeux, adhérents à la veine jugulaire interne; on les extirpe aux ciseaux courbes sans blesser la veine. Ablation de tous les ganglions perceptibles à la nuque. Cautérisation au chlorure de zinc.

Réunion immédiate, sauf au niveau de la partie inférieure de l'incision où trois soies sont éliminées.

Revue le 23 juin 1897, la malade va très bien ; elle a engraissé, sa cicatrice est linéaire, à peine visible.

Examen bactériologique. — Dans le pus, il n'y a pas de bacilles de Koch, mais de nombreuses chaînettes de streptocoque et d'autres cocci isolées. Les cultures faites suivant la méthode d'isolement ont montré qu'il s'agissait de streptocoque et de staphylocoque doré.

Un cobaye inoculé dans le tissu sous-cutané avec des fragments d'un gros ganglion a présenté un chancre tuberculeux, suivi d'engorgement ganglionnaire. On sacrifie l'animal le 2 juillet : tuberculose du foie, de la rate et des reins.

Un autre cobaye inoculé de la même façon avec un des petits ganglions de la nuque n'a rien présenté de spécial.

Il a été sacrifié en même temps que le précédent et n'avait pas de lésions tuberculeuses.

L'examen histologique montre des lésions de tuberculose caséeuse des ganglions. Les plus petits ne renferment pas de cellules géantes, mais ils sont le siège d'une hyperplasie conjonctive assez marquée.

OBSERVATION XXVII

Amélie C..., 33 ans, entre à l'Hôpital Necker, salle Lenoir le 2 juillet 1896, pour des adénites cervicales tuberculeuses gauches.

Antécédents héréditaires. — Nuls.

La malade n'a fait jusqu'à présent aucune maladie, mais vers l'âge de 20 ans, elle a souffert de dents cariées à la mâchoire inférieure et du côté gauche. Ces douleurs dentaires ont reparu à plusieurs reprises, et la malade a eu, à l'âge de 25 ans, un abcès dentaire avec un peu de périostite à gauche. Cet abcès s'est ouvert spontanément, et c'est à cette époque qu'elle s'est aperçue de la tuméfaction d'un ganglion sous-angulo-maxillaire gauche. Après guérison de l'abcès, le ganglion a diminué, mais l'année suivante, il a recommencé à grossir, cette fois sans douleur. Bientôt d'autres ganglions se sont pris sous le sterno-mastoïdien.

Actuellement, la malade se présente avec un volumineux paquet de ganglions, occupant le tiers supérieur du cou et empiétant sur le tiers moyen. La masse est située sous le sterno-mastoïdien et s'avance jusqu'à l'angle de la mâchoire. La tuméfaction est mobile, mais sa consistance est irrégulière ; on sent des parties dures à côté de points ramollis ; la peau est intacte et non adhérente.

Dans la bouche, deux molaires inférieures cariées ; les poumons sont sains. Etat général bon.

Opération le 4 juillet 1896. Extirpation de tous les ganglions, dissection de la jugulaire interne sur une étendue de 5 centimètres environ. On trouve aussi des ganglions engorgés vers la nuque ; on les enlève. Attouchement au chlorure de zinc. Drainage, suture. Des ganglions enlevés, les uns ont le volume d'un œuf de pigeon et sont complètement ramollis et caséeux. D'autres plus petits présentent des foyers caséeux moins étendus. Suppression du drain le 7 juillet et section des fils profonds. Injection iodée. Ablations des fils le 11 juillet, réunion parfaite, injection iodée dans le trajet du drain qui est déjà en partie comblé.

Le 14 juillet. — La malade sort complètement guérie.

Nous n'avons pu revoir la malade, qui est partie en province mais nous avons eu de ses nouvelles. Son état est excellent ; il n'y a aucune récidive et la cicatrice, dit-elle, est à peine visible.

L'examen bactériologique du pus a donné les résultats suivants : à l'examen direct, on voit quelques bacilles de Koch.

Les cultures sont restées stériles.

Un cobaye a été inoculé sous la peau avec des fragments des ganglions caséeux; tuberculose généralisée au bout de deux mois ; un second cobaye inoculé de la même façon avec les petits ganglions voisins est aussi devenu tuberculeux.

Les coupes histologiques décelant des lésions de tuberculose fibro-caséeuse. Dans les petits ganglions on trouve un grand nombre de cellules géantes périfolliculaires, n'ayant encore entraîné presqu'aucune réaction autour d'elles.

OBSERVATION XXVIII

Elise P..., 20 ans, entre à l'hôpital Necker, salle Lenoir, le 2 juillet 1896, pour adénite cervicale droite chronique.

Antécédents héréditaires. — Les parents sont bien portants. Un de ses frères est mort à 3 ans de convulsions.

Sa sœur a eu des ganglions du cou.

Antécédents personnels. — Elle a eu mal aux yeux dans son enfance, mais jamais de gourme. Elle a été réglée à 15 ans.

De cette époque date chez elle l'anémie que nous remarquons.

Il y a 5 ans, elle eut un petit ganglion, gros comme un haricot, roulant sous le doigt, en arrière de l'angle du maxillaire, au-dessous du lobule de l'oreille. Il s'agissait d'un ganglion survenu à la suite d'une carie des molaires inférieures droites, qui avait fait souffrir Elise P... à l'âge de 12 ou 13 ans.

Depuis, ce ganglion s'était développé peu à peu sans douleur. Toutefois, quand la malade avait froid, elle éprouvait des douleurs rhumathoïdes au niveau des vertèbres cervicales et des douleurs de tête. Depuis deux ans, la tumeur grossit de plus en plus, surtout au printemps.

Outre ce ganglion sous-angulo-maxillaire qui a actuellement le volume d'un œuf de pigeon et qui est légèrement fluctuant, on sent, du côté gauche, une chaîne de petits ganglions carotidiens ; un peu en arrière, on en trouve deux ou trois isolés.

La malade n'a jamais toussé. Sa sœur aînée a des glandes du cou mais elles sont peu marquées.

A l'examen on constate un ganglion sous-angulo-maxillaire droit suppuré, mais sans que la peau soit encore intéressée. Sous le sterno-mastoïdien il existe une série de ganglions assez volumineux et agglomérés ; en descendant, ils diminuent de volume et sont plus mobiles les uns sur les autres.

Le sommet du poumon gauche est fortement suspecté de tuberculose.

Opération le 2 juillet 1896. — Extirpation complète de tous les ganglions que l'on peut sentir au palper ; on en enlève huit à dix en tout, beaucoup plus que le palper n'en laissait supposer. Ces ganglions sont caséeux pour la plupart ; même les moins volumineux présentent des points dégénérés. Cautérisation au chlorure de zinc ; pas de drainage. Sutures.

Section des fils profonds le 5 juillet. Ablation des sutures le 10 juillet. Réunion par première intention.

Au mois de janvier 1897. — La malade présente des phénomènes d'obstruction intestinale après avoir avalé un paquet volumineux de ficelles, dont plusieurs ont été rendues par l'anus. Amaigrissement rapide. L'état local est excellent, aucune récidive, cicatrice linéaire et peu visible.

La tuberculose pulmonaire a évolué rapidement à partir de cette date et la malade a succombé en avril 1897.

L'examen bactériologique du pus recueilli au moment de

l'opération a permis de voir des cocci et des streptocoques sur les lamelles. Les cultures ont donné du staphylocoque doré et du streptocoque.

Des fragments d'un gros ganglion suppuré ont donné la tuberculose au cobaye, après inoculation sous-cutanée. Un second, inoculé avec un petit ganglion, a fait de la tuberculose généralisée.

OBSERVATION XXIX

Amélie C..., 33 ans, entre à l'hôpital Necker, salle Lenoir, n° 23, au commencement du mois de juillet 1896.

Antécédents. — Rien à relever dans l'hérédité de la malade. Elle a eu il y a trois ans un adéno-phlegmon sous-maxillaire gauche à la suite d'une angine ; elle est d'ailleurs sujette aux maux de gorge. Depuis quelque temps elle souffre de dents cariées en bas et à gauche ; c'est de cette époque, pense-t-elle que date son engorgement ganglionnaire.

Actuellement. — On trouve des ganglions engorgés, formant une masse sous le sterno-mastoïdien gauche, qui est soulevé à la partie inférieure de son tiers supérieur environ. Profondément situés, adhérents entre eux, ils forment une saillie irrégulière, rénitente, fluctuante même en quelques points. Les deux plus élevés sont adhérents à la peau qui est cependant de coloration normale.

Aucune autre trace de tuberculose ni pulmonaire ni autre. Opération le 6 juillet 1896. — Extirpation d'un gros paquet de ganglions cervicaux profonds, suppurés et caséeux. Par la même incision on enlève de petits ganglions situés en arrière sous le trapèze, un peu plus volumineux et caséeux, à la cicatrice de l'adéno-phlegmon. La veine jugulaire interne est disséquée sur une étendue de plusieurs centimètres. Cautérisation au chlorure de zinc ; sutures sans drainage. Réunion par première intention.

La malade quitta l'hôpital le 14 juillet et n'a pas pu être revue depuis lors.

Examen bactériologique. — Le pus contenait des streptocoques en longues chaînettes; on ne voit pas de bacilles tuberculeux. Les cultures ont donné du streptocoque pur. L'inoculation, de plusieurs fragments des ganglions suppurés ou non, faite à plusieurs cobayes est restée négative au point de vue de la tuberculose dans tous les cas. Un cobaye inoculé avec un ganglion suppuré a eu un abcès à streptocoque au lieu d'inoculation ; sacrifié un mois et demi plus tard il ne portait aucune lésion tuberculeuse.

L'examen histiologique a montré des lésions d'adénite chronique à forme scléreuse et suppurée.

La malade revue le 18 juin 1887 est bien portante ; pas de récidive : État général excellent.

OBSERVATION XXX.

Louise R..., 16 ans, entre le 21 Juillet 1896 à l'hôpital Necker, salle Le Noir, pour ganglions suppurés sous-maxillaires gauches, d'origine dentaire.

Antécédents héréditaires. — Son père et sa mère sont morts de tuberculose pulmonaire le premier à 47 ans, la seconde à 39 ans.

Un de ses frères et une de ses sœurs sont morts en bas-âge.

Antécédents personnels. — Elle a eu beaucoup de gourme dans son enfance ; a été atteinte il y a 5 ans d'influenza. A présenté il y a trois ans des symptômes de stomatite ulcéreuse. On lui aurait pratiqué vers cette époque la staphylorrhaphie à l'hôpital Trousseau ?

Maladie actuelle. — Depuis janvier 1896, elle a beaucoup souffert des dents (elle a du reste de mauvaises dents, surtout à gauche). Au mois de mars, à la suite de ces douleurs, elle eut à gauche un abcès dentaire qui s'ouvrit dans la bouche. La région sous-maxillaire gauche est restée tuméfiée, mais non douloureuse, sans rougeur ni chaleur.

Vers le 14 juillet, cette région est le siège d'un gonflement avec rougeur mais sans douleur ; il n'y a pas de fièvre appréciable. C'est un ganglion qui suppure et qui dans la nuit du 20 au 21 s'ouvre spontanément.

22 juillet. — Extirpation des ganglions suppurés et de tous ceux que l'on sent. Les parois ont une apparence fongueuse. un trajet conduit à la face inférieure du maxillaire, au voisinage des dents malades et l'on constate de la périostite.

On extirpe les ganglions médians sus-hyoïdiens de chaque côté. On arrache en outre les 3 dernières molaires inférieures.

Pansement.

29 juillet. — Les points de suture ont coupé la peau au niveau du maxillaire. Le reste de l'incision est réuni.

Depuis hier, la malade a un peu de température qu'expliquent une toux grasse, des crachats muqueux et un peu de rougeur de la gorge.

1er août 1896. — La malade est guérie.

Revue, le 2 juillet 1897, Louise R..., est complètement guérie. La cicatrice est régulière, non chéloïdienne. L'état gégénéral de cette jeune fille est bon.

L'Examen bactériologique du pus a montré qu'il contenait du streptocoque qui a bien cultivé en bouillon et sur gélose.

Des fragments de ganglions caséux et un petit ganglion qui ne paraît qu'hypertrohié, inoculés séparément à deux cobayes, donnent de la tuberculose généralisée.

OBSERVATION XXXI

Louise R..., 16 ans, entre à l'hôpital Necker, salle Lenoir, le 22 juillet 1896 pour adénites chroniques du cou.

Antécédents héréditaires. — Mère morte de tuberculose pulmonaire. Père tousse.

Antécédents personnels. — Depuis l'âge de 13 ans souffre des dents, des molaires inférieures gauches surtout, qui sont atteintes de carie. A eu des ganglions depuis cette époque.

Ces temps derniers, à la suite de surmenage scolaire, ces ganglions ont augmenté de volume, adhéré à la peau et se sont ouverts. Des fistules ont persisté.

Actuellement. — On trouve une masse dure, au niveau de la branche horizontale gauche du maxillaire inférieur. Cette masse s'étend en avant presque jusque sur la ligne médiane et en arrière jusqu'à 1 centimètre environ de l'angle du maxillaire

Elle est dure, adhérente à la profondeur et à la peau. Celle-ci est rouge et présente au centre, un petit orifice par où la pression fait sourdre quelques gouttes de pus.

23 juillet. — Extirpation. On touche au chlorure de zinc et on met un drain qu'on enlève le 3e jour en même temps que l'on fait une injection iodée.

Un mois après la malade est guérie.

Revue en juin 1897. —Pas de récidive.

Les milieux nutritifs ensemencés avec le pus sont demeurés stériles.

Les gros ganglions inoculés au cobaye ont donné de la tuberculose ; l'inoculation faite avec un petit ganglion a été négative.

OBSERVATION XXXII.

François C..., 19 ans, vient à l'hôpital Necker pour ganglions suppurés du cou le 27 juillet 1896.

Antécédents héréditaires. — Nuls.

Antécédents personnels. —A eu la fièvre typhoïde à 5 ans, des maux de dents à l'âge de 12 ans (il a de nombreuses dents mauvaises à droite, en haut et en bas ; à gauche en bas seulement).

Maladie actuelle. — Il y a 3 ans, François C..., eut deux glandes axillaires à droite, sans avoir présenté de lésions du côté de la main ; elles durèrent trois mois puis disparurent. L'année dernière, vers Pâques ; il présenta sous le sterno-mastoïdien, au niveau des angles maxillaires, des ganglions engorgés, gros comme un œuf de pigeon, indolores, durs, qui disparurent au bout d'un mois environ.

Ils ont reparu cette année au mois d'avril ; d'abord gros comme un haricot, ils sont en deux mois devenus énormes sur tout à gauche où ils ont le volume du poing et sont ramollis par endroits. On remarque une chaîne de ganglions plus petits, descendant jusqu'à l'union du tiers moyen et du tiers inférieur du sterno-mastoïdien. De l'autre côté, tout en bas, dans la région sus-claviculaire, il en est un autre qui est suppuré et que l'on incise le 25 juillet 1896.

Les autres remontent jusqu'à l'oreille et sont durs, gros, un peu moins pourtant que du côté gauche.

Le malade tousse un peu depuis 5 à 6 ans.

A l'examen, on constate actuellement un engorgement ganglionnaire du cou énorme des deux côtés, mais surtout à gauche où la masse atteint le volume du poing au moins. Ces ganglions sont durs en général ; on trouve cependant quelques points qui semblent rénitents. A droite, la masse moins volumineuse est constituée par des ganglions d'une dureté ligneuse.

Opération le 28 juillet 1896. — Extirpation de tous les ganglions malades du côté gauche. Ils sont extrêmement adhérents pour la plupart à la veine jugulaire interne, qui est englobée dans la masse, et qui doit être pour ainsi dire sculptée au milieu du paquet ganglionnaire. L'opération ayant duré une heure, on ne touche pas au côté droit du cou.

Cautérisation au chlorure de zinc ; drainages, sutures.

Le 1er août. — Ablation du drain, section des fils profonds. Injection iodée.

Le 4 août. — On enlève les fils qui ont un peu coupé les téguments. Guérison le 8 août 1896.

Revu le 27 juin 1897, François C... présente un excellent état général. Il n'a plus rien à gauche où il a été opéré. A droite où il n'y a qu'une simple incision on note une régression considérable. Il reste cependant deux petits ganglions sous le sterno-mastoïdien près du bord postérieur et à la partie moyenne.

L'examen bactériologique n'a montré aucune espèce microbienne. Les tubes à culture ensemencés sont restés stériles.

A la coupe ces ganglions présentent les uns des foyers caséeux épais, les autres des corps durs, calcaires, criant sous le scalpel.

Un morceau de ces corps calcifiés inoculé après trituration dans le tissu cellulaire d'un cobaye l'a rendu tuberculeux en cinq semaines.

Un petit ganglion inoculé à un autre cobaye n'a pas donné de tuberculose au bout de trois mois.

Les coupes des ganglions présentant ces corps durs ont été difficiles à obtenir ; la consistance en était telle que le rasoir du microtome a été ébréché plusieurs fois. Sur les coupes heureuses, on voit des corps calcaires formés de couches régulièrement concentriques, s'emboîtant comme les couches du bulbe d'un oignon. Ces corps sont de toutes dimensions. Les plus volumineux, en général présentent des noyaux pâles englobés dans les couches concentriques. Les plus petits n'en contiennent pas. Par endroit, plusieurs corps semblables sont agglomérés et réunis par des couches concentriques communes de même nature. Nous n'avons pas pu colorer de bacilles de Koch dans ces coupes.

OBSERVATION XXXIII

Jules M..., 24 ans, vient le 18 septembre à l'hôpital Necker pour des ganglions du cou.

Antécédents héréditaires. — Nuls.

Cet homme a eu des angines répétées depuis l'âge de 20 ans. Étant enfant il aurait eu souvent aussi des maux de gorge. Les ganglions ont apparu du côté droit il y a huit mois, sans aucune douleur. Leur développement a été progressif. Il y a un mois la peau est devenue rouge, et une fistule s'est établie. Elle persiste depuis.

A l'examen, outre ce trajet fistuleux en avant du sterno-mastoïdien, et à la partie supérieure du cou, on sent dans la profondeur une série de ganglions peu mobiles les uns sur les autres.

La bouche est mal entretenue. Carie de plusieurs molaires à droite comme à gauche.

Poumons sains. Bon état général.

Opération le 30 septembre 1896. — Extirpation de tous les ganglions sentis. Les plus gros sont caséeux ou suppurés.

Cautérisation au chlorure de zinc. Sutures, drainage. Le drain est supprimé le 3 octobre 1896. Injection iodée. Guérison le 9 octobre.

Le malade a été revu le 30 juin 1897. Pas de récidive. État général excellent.

Le pus a donné des cultures du streptocoque uniquement.

Les inoculations faites avec la matière caséeuse, ont tuberculisé le cobaye.

Un autre animal inoculé avec un petit ganglion n'est pas devenut uberculeux.

OBSERVATION XXXIV

Henri G..., 29 ans, entre à l'hôpital Necker salle Malgaigne, le 23 septembre 1895 pour adénites chroniques du cou.

Antécédents héréditaires. — Nuls.

Antécédents personnels. — Le malade n'a eu antérieurement aucune affection.

Il y a trois mois, Henri G..., remarqua une petite tumeur qui s'était formée un peu en arrière de l'angle droit du maxillaire inférieur. Elle avait le volume d'un gros pois, était indolente, mais gênante dans les mouvements de rotation de la tête. Elle grossit peu à peu, et finit par atteindre le volume d'un œuf.

Le malade entra à l'hospice, en province.

La tumeur avait une consistance molle, on l'incisa et il sortit du sang mêlé de pus.

Deux jours après (c'était au commencement de ce mois-ci), le malade quitte l'hospice.

Sa plaie cicatrise mal, elle laisse suinter un peu de sérosité jaunâtre.

Jules D..., entre à Necker le 23 septembre.

La tumeur présente le volume d'un œuf, elle est molle, les bords de l'incision sont durs : une traînée d'induration remonte vers la mastoïde, on sent au-dessus de la tumeur un ganglion très dur, gros comme un haricot.

Le malade ne présente pas de signes de tuberculose, il est d'apparence robuste. On ne trouve rien aux poumons. Pas de syphilis.

26 septembre. — Opération. Extirpation de trois ganglions, dont un voisin de la jugulaire interne.

2 octobre. — Suppression du drain et ablation des fils.

Réunion par première intention. A la partie supérieure de l'incision, petit hématome de la dimension d'une petite noix.

9 octobre. — Le malade quitte l'hôpital, l'hématome a un peu diminué.

L'examen historique n'a permis de voir aucune espèce microbienne, et les cultures n'ont pas poussé.

Mais les ganglions inoculés dans le tissu cellulaire de deux cobayes, donnent de la tuberculose, aussi bien les plus petits que les volumineux suppurés.

Revu en juin 1897, le malade va bien; pas de récidive. Cicatrice souple et peu visible.

OBSERVATION XXXV

Henry M..., 25 ans, entre à l'hôpital Necker, salle Malgaigne, le 9 octobre 1896 pour adénites cervicales chroniques, suppurées et fistuleuses.

Antécédents héréditaires. — Ses parents sont bien portants. Son frère seul, a de l'otorrhée.

Antécédents personnels. — Il n'a jamais été malade et ne tousse pas habituellement.

A l'âge de 13 ans, Henri M..., eut une adénite de la partie supéro-latérale du cou, qu'on traita par des applications de pommades et des dépuratifs. Il ne parvint jamais à guérir.

En septembre dernier, apparut un ganglion un peu plus bas, et du même côté. C'était une tumeur rouge, volumineuse, qu'on incisa à l'hôpital Saint-Joseph; on la draina et on y plaça un crayon d'iodoforme. Il est resté une fistule qui motive l'entrée de Henri M..., à Necker.

Là, on constate au côté droit du cou deux fistules tuberculeuses conduisant sur une masse indurée profonde, à la partie supérieure et moyenne.

Opération le 10 octobre 1896. Extirpation de plusieurs ganglions, profonds, contre la jugulaire interne et en arrière vers la nuque.

Cautérisation au chlorure de zinc ; drainage, suture.

Le 15 octobre on enlève le drain et on coupe les fils profonds qui sont laissés en place. Injection iodée.

Le 17 octobre. — On enlève les points de suture ; nouvelle injection iodée.

Guérison complète le 20 octobre 1896.

Le malade a été revu le 1ᵉʳ juillet 1897. Il est très bien portant, il a engraissé. Sa cicatrice est régulière ; pas de récidive.

L'examen bactériologique du pus n'a permis de constater la présence d'aucune espèce microbienne. Les tubes à cultures n'ont pas poussé non plus.

L'inoculation faite à un cobaye le 10 octobre, avec un morceau de ganglion caséeux, a été positive.

Un autre cobaye inoculé le même jour, avec un petit ganglion de la nuque, gros comme un pois, n'était pas tuberculeux le 20 décembre 1896.

Les coupes des gros ganglions présentent les lésions de dégénérescence caséeuse, avec énorme prolifération conjonctive. A la périphérie des foyers mortifiés, on trouve des tubercules complètement constitués et typiques.

Les petits ganglions présentent sur les coupes, un épaississement de leur capsule conjonctive ; le tissus conjonctif forme dans le parenchyme, des bandes fibreuses, dirigées en divers sens et entourant les follicules lymphatiques. Nulle part on ne rencontre de cellules géantes.

OBSERVATION XXXVI

Gustave M..., 41 ans, entre à l'hôpital Necker, salle Malgaigne, pour adénite cervicale, le 29 octobre 1896.

Antécédents héréditaires. — Les parents du malade sont bien portants ; il n'y a pas de tousseurs dans sa famille. Seul, son père a un peu d'asthme. Ses sœurs et son frère ont une bonne santé. Mais il a perdu deux sœurs en bas-âge l'une de fièvre typhoïde, l'autre de fièvre cérébrale (?)

Antécédents personnels. — Rougeole dans son enfance.

Une angine diphtérique, assez bénigne, ayant duré huit jours et n'ayant pas été suivie de troubles quelconques est venue le surprendre il y a quatre ans.

Au mois de janvier 1896, Gustave M..., à la suite d'un refroidissement, eut une congestion pulmonaire dont la durée a été de huit jours.

Actuellement, il a assez souvent des maux de gorge, de la tendance aux amygdalites, mais il ne s'enrhume pas, et ne tousse pas. Il se plaint seulement de douleurs articulaires ; il a des hémorrhoïdes.

Il y a deux mois et demi, Gustave M... ressentit une douleur intense, continue, s'étendant de la région mastoïdienne à l'acromion. Cette douleur dura environ vingt-quatre heures et disparut, après des onctions de pommade iodurée.

En même temps, existait une légère enflure de la région

sus-claviculaire, elle fut traitée sans succès par l'emplâtre de Vigo et l'iodure de potassium, elle continua même à augmenter peu à peu.

Aujourd'hui (30 octobre), on remarque dans la région sus-claviculaire, en arrière du sterno-mastoïdien, se prolongeant sous sa face inférieure, une tumeur du volume d'une orange. La peau a conservé son aspect normal, elle est mobile sur la tumeur. Celle-ci n'a pas une surface lisse et régulière, mais présente des bosselures de la dimension d'une noisette. Sa partie profonde est très fixe, absolument immobile. Au niveau des bosselures, sa consistance est molle, presque fluctuante. La palpation ne provoque aucune douleur.

Le malade n'accuse point de maux de gorge, de douleurs d'oreilles, de surdité, d'otorrhée, pas de mauvaises dents. Il déclare n'avoir rien eu de tout cela ces temps derniers. Pas de traces d'excoriations à la face ou au cuir chevelu. Un petit abcès de la cloison du nez ces jours derniers, mais postérieur à l'apparition de la tumeur.

Gustave M... n'a pas maigri, il est vigoureux et respire la bonne santé. Il a toutefois de la fièvre de temps à autre le soir, depuis que cette tumeur s'est développée au cou.

Ses poumons sont sains.

31 octobre. — La ponction exploratrice ramène un pus jaunâtre, d'apparence phlegmoneuse.

On fait une injection d'éther iodoformé.

Le 5 novembre, nouvelle injection d'éther iodoformé à la suite de laquelle le malade ressent une douleur et des fourmillements à la partie antéro-latérale du cou.

Le malade sort de l'hôpital le 6 novembre.

Nous l'avons revu le 27 juin 1897.

Il est porteur d'une chaîne de petits ganglions carotidiens et sus-claviculaires mobiles, peu volumineux, siègeant du côté gauche. Il n'y a pas de cicatrices. Mais cette chaîne remonte jusqu'à l'angle de la mâchoire. Les ganglions sous-angulo-maxillaire et parotidiens ne sont pas très gros.

Gustave M..., ressent toujours la douleur et les fourmillements de la région antéro-latérale du cou, douleur et fourmillements qui ont suivi l'injection d'éther iodoformé du 5 novembre.

Examen bactériologique. — Le pus retiré par la ponction, et examiné directement, contenait des bacilles de Koch. Les cultures sont restées stériles ; un cobaye, inoculé dans le tissu cellulaire, est mort de tuberculose généralisée au bout d'un mois et demi.

OBSERVATION XXXVII

Joseph L..., 9 ans 1/2, est conduit à l'hôpital Necker pour des ganglions du cou suppurés et fistuleux. Il présente deux fistules sous maxillaires.

Antécédents héréditaires. — Sa mère est morte de tuberculose pulmonaire, elle avait présenté des ganglions du cou, non fistuleux.

Son père est mort à 32 ans de l'influenza.

Antécédents personnels. — Aurait eu une méningite vers deux ou trois ans, a eu la gourme sur la face et les oreilles à 8 ans, a souvent des angines.

Histoire actuelle. — Il y a un an, les glandes sous-maxillaires gauches ont été envahies. Au mois d'août, à la suite d'un grand mal de dents (on lui fit à cette époque l'extraction de deux molaires) il se produisit un énorme gonflement de la région sous-maxillaire. Une simple incision fut faite. Il resta deux trajets fistuleux.

Actuellement, l'enfant a maigri énormément. On ne constate rien à l'auscultation des poumons.

Opération en novembre 1896. — Extirpation de ganglions sous-maxillaires. On trouve plusieurs glandes engorgées, dont une à l'embouchure du tronc thyro-linguo-facial. Drainages, sutures après cautérisation au chlorure de zinc.

On enlève le drain le quatrième jour ; pas de suppuration. Injection iodée. Ablation des fils le septième jour. Réunion parfaite.

Le malade a été revu deux mois après l'opération. Pas de récidive. Cicatrice souple, régulière, peu apparente.

Examen bactériologique. — Le pus a été ensemencé et il n'a cultivé que du staphylocoque blanc.

Les inoculations de gros et de petits ganglions dans le tissu cellulaire de deux cobayes, ont été positives sous le rapport de la tuberculose.

OBSERVATION XXXVIII

Jules D..., 20 ans, entre à l'hôpital Necker, salle Malgaigne, le 9 novembre 1896, pour adénites cervicales chroniques suppurées, siégeant à droite.

Antécédents héréditaires. — Père mort à Bicêtre. Mère morte d'affection interne à 31 ans.

Six frères ou sœurs morts en bas-âge.

Antécédents personnels. — Jules D... n'a jamais été malade.

Petit 12

Etat actuel. — Il y a six mois, il s'est aperçu de la présence d'une petite glande dans la région sous-maxillaire droite. Cette glande, indolente, grossit peu à peu pendant trois mois, puis, sembla diminuer. En même temps, autour d'elle, d'autres glandes furent prises. Le malade ne ressentit aucune gêne. Ce n'est que plus tard, il y a trois mois environ, qu'un ganglion devint douloureux. La douleur augmentant, le malade entre à l'hôpital, porteur d'une tuméfaction rouge, œdémateuse. On constate la présence d'un ganglion volumineux, rouge, fluctuant, au bord externe du sterno-mastoïdien. Ce ganglion est peu mobile, adhère aux parties profondes qui sont empâtées. On sent le long du bord antérieur des sterno-mastoïdiens, deux ganglions symétriquement placés des deux côtés, et s'avançant jusqu'auprès de l'os hyoïde.

Le malade a depuis très longtemps de la gourme, il mouche quelquefois du sang. Il ne présente rien de particulier aux yeux et aux oreilles.

Il a des dents cariées, surtout les molaires inférieures droites, depuis 5 à 6 ans. Elles ne le faisaient pas souffrir souvent.

Jules D..., tousse un peu. Sa voix est couverte, il a des sueurs nocturnes, et récemment a rendu quelques crachats striés de sang. A l'auscultation, on trouve l'expiration un peu prolongée en arrière à gauche. Mais rien n'est précis.

Opération le 0 avril 1896. — Extirpation d'un paquet de ganglions suppurés dont l'un avait infecté le tissu conjonctif, et donné un abcès. L'un d'entre eux est accolé au tronc thyro-linguo-facial. Attouchement au chlorure de zinc. Drainage sutures.

Les fils ont été enlevés le 14 avril en même temps que le drain qui ne donnait pas de pus. Injection iodée.

Le malade est complètement guéri le 20 avril.

Nous l'avons revu en juin 1897. — Pas de récidive. La cicatrice est souple et linéaire, l'état général excellent.

L'examen bactériologique a montré que le pus ne contenait pas de microbes d'infection secondaire, mais des bacilles tuberculeux.

Les inoculations des ganglions suppurés ont été positives.

L'inoculation d'un petit ganglion est restée négative.

Sur les coupes, nous n'avons pas vu de lésions sur ces petit ganglions qui semblaient absolument sains.

OBSERVATION XXXIX

Louis C..., 29 ans, entre à l'hôpital Necker, salle Malgaigne, le 11 novembre 1896.

Antécédents héréditaires. — Père mort de péritonite aiguë. Mère morte d'un fibrôme utérin. Pas de tousseurs dans sa famille.

Antécédents personnels. — N'a jamais été malade jusqu'à son arrivée au régiment. Contracte là une bronchite qui dure un an, et à la suite de laquelle on le réforme. Depuis Louis C..., tousse toujours un peu, plutôt la nuit. Il n'a jamais craché de sang, et n'a pas de sueurs nocturnes.

Il y a cinq ans, il a constaté la présence d'une petite tumeur mobile, roulant sous le doigt, sous le bord antérieur du sterno-mastoïdien à droite. Il entra à Necker à cette époque. On lui fit une simple incision et des lavages au naphtol camphré en même temps qu'on lui donna un traitement général : iodure de fer, huile de foie de morue, etc. La guérison parut complète.

Il y a trois semaines, ont apparu à droite et à gauche dans la région sus-hyoïdienne latérale, et sous le sterno-mastoïdien de petites tumeurs qui depuis augmentent rapidement de volume. Le malade n'a pas de fièvre. Il n'a pas eu ces temps derniers d'angine, de mal d'oreille, d'écorchures.

Il entre à l'hôpital, ennuyé de l'extension rapide que prennent ces tumeurs.

On constate actuellement une tuméfaction ganglionnaire des deux côtés du cou, mais beaucoup plus étendue à droite qu'à gauche. Pas de symptômes de compression.

Ces tumeurs sont bosselées, irrégulières, de consistance très inégale en certains points il y a de la fluctuation très nette ; en d'autres, la dureté est ligneuse; d'autres enfin sont rénittents.

Les sommets des poumons sont suspects. On y entend mal la respiration ; l'inspiration est humée. Un peu de submatité. En outre le malade dit avoir maigri. Etat général médiocre.

Opération le 12 novembre 1896. — Extirpation assez facile du côté droit. L'intervention ayant pu être assez rapide, on opère le côté gauche moins développé. Cautérisation au chlorure de zinc, drainage. Sutures.

Le 15 novembre. — On enlève les drains et on coupe les fils profonds.

Le 23 novembre. — Ablation des fils, injections iodées dans le trajet des drains.

Le 25 novembre. — Guérison à peu près complète; il reste une plaie superficielle à droite, au niveau du drain.

Le malade n'a pas de récidive le 1er juillet 1897. Son état général est amélioré.

Les cultures faites avec le pus des ganglions n'ont pas poussé.

Deux cobayes ont été inoculés dans le tissu cellulaire avec un gros et un petit ganglion. Tous les deux sont devenus tuberculeux.

OBSERVATION XL

Eugénie F..., 20 ans, entre à l'hôpital Necker salle Lenoir le 12 décembre 1896 pour adénites cervicales chroniques suppurées.

Antécédents héréditaires. — Mère morte de rhumatismes à 50 ans. Un frère mort d'affection pulmonaire après deux mois de maladie.

Antécédents personnels. — Rougeole vers l'âge de 9 ans. Coryza chaque hiver.

Maladie actuelle. — Au mois de février 1896, Eugénie F... s'endormit et passa la nuit, la fenêtre ouverte. Elle ne ressentit à la suite aucune douleur; mais remarqua la production d'une grosseur du côté gauche du cou, le long et en arrière du sterno-mastoïdien, à l'union des 1/3 moyen et supérieur de ce muscle. En palpant cette grosseur, elle eut la sensation de quelques autres petites grosseurs distinctes les unes des autres. En effet, peu à peu, quelques glandes nouvelles apparurent en arrière et en bas, aux creux sus-claviculaires, et l'on put constater une tuméfaction de la région latérale gauche du cou.

Depuis cinq mois, à chaque époque menstruelle, cette tuméfaction augmente beaucoup, faisant un énorme relief. Cela dure huit jours, puis tout diminue pour augmenter de nouveau à l'époque suivante : on note même à chaque époque une accentuation du volume de la tumeur.

Chaque fois, il y a un peu de fièvre.

Depuis deux mois, la tempréature s'élève à 40° au moment des menstrues. La gêne de la déglutition s'accentue. Mais il n'y a pas d'enrouement.

La malade dort la bouche ouverte.

Rien aux poumons.

Actuellement, on voit une tuméfaction énorme, de la grosseur du poing au moins, douloureuse au palper, dure ; il y a de la fièvre ; la malade a ses règles. On fait une incision il ne sort pas de pus, et dès que les règles ont cessé, la température tombe et la tumeur se réduit un peu.

14 Décembre. — On l'extirpe. Les ganglions enlevés (ganglions carotidiens, laryngien (thyro-hyroïdien), de la nuque et sus-claviculaires) sont tous caséeux. Il n'y a pas de pus à proprement parler. On bouche au chlorure de zinc, et on draîne.

Le 3e jour, suppression du drain qui ne donne pas de pus. Ablation des fils le 8e jour, après avoir le 5e jour sectionné les fils profonds.

Réunion primitive.

31 décembre 1896. — Nous revoyons la malade.

Il reste à la place du drain une petite plaie superficielle. Eugénie F..., nous dit avoir ressenti du côté opposé, une douleur qu'elle attribue à la contriction produite par le pansement. Mais cette douleur, éprouvée dès le lendemain de l'opération a pris fin peu à peu et a disparu complètement dès qu'on a eu supprimé le pansement.

On sent actuellement sous le sterno-mastoïdien droit, un empâtement au 1/3 moyen. Ce doit-être un ganglion à surveiller.

On n'en sent pas d'autres. Il n'y en a pas aux aisselles, ni aux aines.

On ne trouve rien à l'auscultation du cœur.

Rien au sommet du poumon.

L'épaule gauche est plus maigre que la droite, la malade a maigri un peu, mais très peu, depuis 2 mois ; son appétit a diminué depuis un mois : elle mange peu, mais elle digère bien.

Notons la présence d'adénoïdes du pharynx.

L'examen bactériologique direct, sur lamelle, a montré des chaînettes de streptocoque. Les cultures en bouillon et sur gélose ont confirmé ce résultat.

Un cobaye inoculé dans le tissu cellulaire de l'aîne avec un peu de caséum est mort de tuberculose généralisée, en 5 semaines.

Un autre inoculé avec un petit ganglion, voisin de la masse principale, est également devenu tuberculeux.

A ces observations nous ajouterons seulement les résultats que nous ont fournis les cultures et les inoculations dans douze autre cas. Ces malades ont été opérés trop récemment pour que nous puissions les faire rentrer dans une statistique au point de vue des récidives. Du reste nous ne les avons pas revus.

Sur ces 12 cas, l'examen du pus et sa culture ont donné une fois du staphylocoque doré et du streptocoque et onze fois aucune culture.

Les inoculations sous cutanées faites au cobaye avec des produits caséeux ou des fragments de gros ganglions ont donné douze fois la tuberculose généralisée.

Les inoculations faites dans les mêmes conditions, avec les petits ganglions voisins de la masse principale et qui ne paraissaient pas dégénérés, ont été cinq fois positives et sept fois négatives au point de vue de la tuberculose.

Sexe et âge.	Antécédents héréditaires.	Antécédents personnels.	Début de la maladie.	État avant l'opération.	Opération.	Résultats éloignés.
Homme. 25 ans	Mère morte tuberculeuse.	Otite moy. pur. droite à 17 ans.	Engorgement ganglionnaire consécutif sous le sterno-mastoïdien droit et à la partie supérieure de la région parotidienne. Depuis alternative de gonflement et de régression.	Grosse masse ganglion. rénitente sous-sterno-mast. droit, quelques petits ganglions parotidiens.	19 février 1896 Extirpation de la masse ganglion. et des petits ganglions. Guérison : 6 mars 1896.	Pas de récidive en juin 1897.
Homme. 20 ans	Sœur morte tuberculeuse.	Gourme, et ganglions dans l'enfance. Mauvaises dents.	Engorgement ganglionnaire consécutif à une carie dentaire, il y a 5 ans, resta stationnaire ; puis augmente depuis 3 semaines à la suite d'un refroidissement.	3 ganglions contournant angle inf. droit du maxillaire, un fluctuant.	22 février 1896 Extirpation des ganglions suppurés et de quelques autres plus petits. Guérison : le 3 mars.	Récidive 8 décembre près de l'incision ; opération en février 1897. Guérison.
Fille 10 ans	Nuls.	Scarlatine à 4 ans.	Début il y a 6 mois : tuméfaction de la région carotidienne avec engorgement des ganglions de la région sous-maxillaire.	Série de ganglions dans les régions rétro-maxill., sus-hyoïd. et mylo-hyoïd. Cicatrice violacée et trajet fistuleux au-dessous de l'angle de la mâchoire. Ganglions suppurés de la grosseur d'une noix sous le menton.	24 février 1896 Extirpation large des ganglions.	N'a pas été revue.
Homme 23 ans 1/2	Nuls.	Grippe à 10 ans. Rougeole à 12 ans et conjonctivité. Dents cariées. Otite moy. gauche en 1894.	Début à 14 ans des deux côtés. Fistules à gauche à 16 ans. Opéré à Berck. Les ganglions se prennent à droite, la 25 février 1896. Abcès le 1er mars. Poumons sains.	Ganglions carotidiens droits tuberculeux. Abcès.	Opéré le 3 mars 1896. Extirpation. Guérison le 10e jour.	Revu le 1er juillet 1897, pas de récidive. État général bon.
Homme 18 ans	Nuls.	Abcès chaud de l'aine droite à 6 ans.	Début il y a 8 jours à la suite d'un rhume ayant duré deux mois. Grosseur indolore dans la région sterno-mastoïdienne.	Ganglions sous le sterno-mast. à 4 centim. 1/2 en arr. de l'angle de la mâchoire, entourés d'une zone d'empâtement.	Opéré le 2 mars 1896. Extirpation. Guérison le 14 mars.	Revu en juin 1897. Pas de récidive.
Homme 29 ans	Nuls.	Névropathe. Neurasthénique.	Début il y a 2 mois. Deux petites glandes au sommet du creux sus-claviculaire après application d'agent irritant sur le cuir chevelu.	Engorg. des ganglions de la nuque derrière le bord post. du stern. mast.	Opéré le 18 avril. Extirpation de 4 ganglions.	Revu en juin 1897. Pas de récidive.
Homme 41 ans	Femme morte phthisique six ans après son mariage.	Début de la tuberculose pulmonaire il y a 5 ans. Hémoptysie en août 1895. Dents cariées.	En mars 1895, tuberculose des 2 sommets à la 2e période. Carie dentaire.	Ganglions sous-maxill. carotidiens droits, fistuleux ganglions, fistuleux sous-mental.	15 mars 1896 Extirpation. Guérison locale le 2 avril.	Le malade passe en médecine. Sa tuberculose pulmonaire évolue. Mort le 10 mai 1896.
Homme 38 ans	Nuls.	Fluxion de poitrine en 1882.	En janvier 1895, quelques douleurs révèlent la présence d'une glande à l'angle droit de la mâchoire, le malade l'attribue à une dent cariée. Glande reste stationnaire, puis augmente en février 1896 après avulsion d'une molaire inférieure droite.	Tuméfaction du volume d'un œuf de poule, presque fluctuante.	Opéré le 14 mars. Extirpation d'un ganglion suppuré et de plusieurs autres moins gros.	Revu le 30 mai 1897. Récidive dans un ganglion carotidien du même côté. Opération le 1er juillet 1897. Guérison.
Homme 15 ans	Nuls.	Glandes cervicales dans son enfance. Coryzas fréquents. Ronfle la nuit.	Au milieu de février ganglions à la partie supérieure du 1/3 moyen du sterno-mastoïdien gauche. Ganglions voisins se sont pris au-dessous. Deux petits à droite vers mastoïde.	Ganglions de gauche augmentés de volume, indolents presque, cicatrice à la voûte palatine. Dents cariées.	Opéré le 15 mars. Extirpation des ganglions du côté gauche. Guérison le 25.	Revu en juin 1897. Pas de récidive.
Fille 9 ans	Père et mère morts de tuberculose.	Adénite sous mentale suppurée il y a 2 ans.	A la suite de cette adénite guérie, évolutions des autres ganglions. Poumons sains.	Ganglions sus-hyoïdiens fistuleux. Ganglions parotidiens ramollis.	Opération le 22 mars 1896.	N'a pu être revue.

Sexe et âge.	Antécédents héréditaires	Antécédents personnels.	Début de la maladie.	État avant l'opération.	Opérations.	Résultats éloignés.
Homme 39 ans	Nuls.	Mauvaises dents.	Il y a 3 ans. A pris froid, 2 mois après ganglion sous-mental. Poumons sains. Etat général bon.	Ganglions angulo-maxillaires et sous-mentaux, fistuleux.	Le 24 mars 1896. Extirpation. Guérit en 15 jours un peu de déviation de la lèvre inférieure.	27 juin 1897. — Récidive dans la région de la nuque fistules sous-mentales et sus-claviculaires. Peau enflammée (malade a fait des pansements sals et irritants). Etat général médiocre.
Homme 20 ans	Son père a eu des gangl. au cou à 22 a., fr. et s. morts de mén.	Angine, dents cariées.	Début il y a un an. Sommets sains.	Ganglions cervicaux tuberculeux, non fistuleux des deux côtés.	Opéré le 25 mars 1896. Extirpation de 2 côtés. Guérison le 2 avril 96.	Revu en juillet 1897 ; pas de récidive.
Femme 30 ans	Nuls	Gourme dans l'enfance.	Début à l'âge de 15 ans par des glandes sous le sterno-mastoïdien parties moyennes. En même temps on note un gonflement de gang. sous-angulo maxillaire. Il a surtout pris du développement ces jours derniers après avulsion de 4 dents.	Glande du vol. d'une noix derrière l'angle de la mâchoire et deux autres plus petites, un peu plus bas.	Opérée le 22 avril 1896. Extirpation du ganglion sous angulo-max. et de tous les autres ganglions que l'on sent.	Revue en juin 1897, on sent un petit ganglion du côté opposé.
Homme 23 ans	Sœur morte de méningite à l'âge 3 ans.	Nuls.	Maux de dents il y a deux ans. Glande sous-maxillaire du côté gauche consécutivement évoluant avec des alternat. de gonflement et de régression.	Ganglion volum. mobile dur le 30 mars. Le 16 mai, il est plus volum. douloureux et entouré de zone d'empâtement.	Opéré le 18 mai. Extirpation de 6 ganglions.	Revu le 2 juillet 1897, pas de récidive.
Femme 26 ans	Nuls.	Carie dentaire, impétigo jusqu'à 7 ans ; le mari de la malade est mort phtisique il y a 3 ans.	En février 1895, après un mal de gorge évolution en un mois 1/2. Suppuration, incision, fistule. Il y a 2 mois ganglion sous mental. Il y a 15 jours ganglions grossissent vite. Poumon droit suspect.	Ganglions sous-mentaux et carotidiens gauches, suppurés fistuleux.	20 avril 1896. Guérison en 12 jours.	Revue guérie en juillet 97.
Femme 23 ans	Nuls.	Mauvaises dents. Syphilis probable.	Début il y a 4 mois, après une piqûre d'insecte. Suppuration. Incision. Fistule.	Ganglions tuberculeux sous-maxillaire et gévien. fistule.	Opérée le 1er mai 1896. Extirpation. Guérison le 12 mai 96.	Pas de récidive en juin 97.
Femme 20 ans	Nuls.	Abcès à 3 ans. Végétat. adénoïdes dont elle a été opérée. Maux de gorge. Dentition mauvaise.	Début il y a 2 mois. Ganglions sous-maxillaires gauches.	Ganglions sous-max. gauche et sous-angulo maxillaire aug. de vol	Opérée le 3 mai. Extirpation de chaine de ganglions s'étendant jusqu'a la jugulaire.	Pas de récidive en juin 97.
Femme 46 ans	Nuls.	Otite moy. à droite.	En mai 1895 à la suite de l'otite, développement lent de ganglions. Poumons sains.	Ganglions tuberculeux sous le sterno-mast. droit et sous angulo-maxillaire. Petits ganglions vers la nuque. Cicatrice d'une incision il y a 2 mois.	Le 5 mai 1896. Extirpation. Guérison le 12 mai 96.	Revue le 18 juin 1897, pas de récidive. Cicatrice souple Etat général bon.
Homme 18 ans	Mère et sœur tuberculeuses.	Angine couenneuse à 12 ans. Maux de gorge fréquents. Grosses amygdales.	Vers février 1896. Evolution assez rapide. Poumons sains.	Ganglions ramollis gros comme un œuf sous le sterno-mastoïdien gauche. D'autres plus petits. Grosses amygdales. Tumeurs adénoïdes du pharynx.	10 mai. Ablation des amygdales et des tumeurs adénoïdes. 14 mai. Extirpation des ganglions. Guérison le 26 mai.	Revu le 24 juin 1897 pas de récidive, cicatrice souple. Le malade a engraissé.
Homme 18 ans.	Nuls.	Carie dentaire.	Il y a 2 mois après douleurs dentaires, développement lent; rapide depuis 3 semaines après refroidissement. Poumons sains. Anémie.	Gros paquet ganglion carotidien, ramolli non fistuleux. 1 ganglion fistuleux au creux sus-claviculaire.	Le 16 mai 1896. Extirpation. Guéri en 15 jours.	Elimine une soie 15 jours après. Le 10 février 1897 deux petits ganglions en arrière de la cicatrice. Le 15 avril 1897, petits abcès dans la cicatrice. Incisé (staphylocoque). Guéri. Etat général bon.

Sexe et âge.	Antécédents héréditaires.	Antécédents personnels.	Début de la maladie.	État avant l'opération.	Opération.	Résultats éloignés.
Fille 16 ans	Père et mère morts de tuberculose pulmonaire.	Mauvaises dents. Ganglions à l'âge de 13 ans.	Surmenage scolaire en juin. Les ganglions augmentent, s'ouvrent ; fistules.	Masse dure au niv. de br. horizontale gauche du max. avec une fistule.	Extirpation le 23 juillet. Guérison un mois après.	Revue en juin 1897. Pas de récidive.
Homme 19 ans	Nuls.	Caries dentaires depuis l'âge de 12 ans. Adénite axillaire il y a 3 ans.	Début en avril 1895. Augmentation en avril 1896. Un ganglion suppuré cervical droit incisé en juillet 1896. Poumons sains.	Ganglions tuberculeux cervicaux bi-latéraux surtout à gauche (caséeux et calcifiés).	Opéré le 28 juillet 1896. Extirpation complète à gauche. Guérison le 8 août 96.	Revu le 27 juin 1897. Pas de récidive a gauche, à droite regression des ganglions, il en reste cependant 2 sous le sterno-mastoïdien.
Homme 24 ans	Nuls.	Angines fréquentes depuis l'âge de 20 ans.	Il y a 8 mois. Ganglions côté droit, fistule il y a un mois. Caries dentaires.	Série de ganglions à la partie sup^re du cou. Trajet fistuleux en avant du sterno-mast.	Opéré le 30 septembre 1896. Extirpation de tous les ganglions. Guérison le 9 octobre.	Revu le 30 juin 1897. Pas de récidive.
Homme 29 ans	Nuls.	Nuls.	Il y a 3 mois. Poumons sains.	Ganglions tuberculeux suppurés sous-maxillaires droits.	Opéré le 26 septembre Guérison le 9 octobre.	Revu en juin 1897. Pas de récidive. Bon état général.
Homme 25 ans	Frère a eu une otite moyenne.	Adénite cervicale suppurée à 13 ans, fistule ; nouvelle adénite suppurée fistuleuse incisée en septembre 1896; fistule.	Début à l'âge de 13 ans. Evolution lente. Rien aux poumons.	Adénites tubercul. cervicales, fistuleuses.	Opéré le 10 octobre 96. Extirpation. Guérison le 20 octobre.	Revu le 1er juillet 1897. Pas de récidive.
Homme 41 ans	Nuls.	Rougeole dans son enfance, diphtérie à 37 ans, congestion pulmonaire en janvier.	Il y a 2 mois 1/2. Gonflement de la région sus-claviculaire.	Ganglions gros comme une orange en arrière du sterno-mast, fluctuant.	Ponctions et injections d'éther iodoformée le 31 octobre 1896.	Revu le 27 juin 1897. Ganglion a disparu mais la région est envahie par de petites chaines ganglionnaires.
Garçon 9 ans 1/2	Mère morte tuberculeuse ayant des ganglions au cou.	Gourme à 8 ans. Angines nombreuses. Dents cariées.	Il y a un an, développ. rapide après une avulsion dentaire. Incision, fistule, poumons sains.	Ganglions tuberculeux fistuleux sous-maxillaires gauche.	Extirpation en novembre 1896. Guérison en 8 jours.	Revu huit mois après. Pas de récidive.
Homme 20 ans	Nuls.	Gourmes et carie dentaire.	Il y a 6 mois, développ. lent. Il y a 3 mois poussée nouvelle. Poumon gauche suspect au sommet.	Ganglions tuberculeux suppurés fluctuants du côté droit du cou.	Opéré le 9 avril 1896. Extirpation. Guérison le 20 avril.	Revu en juin 1897. Bon état général, pas de récidive.
Homme 29 ans	Nuls.	Réformé au service militaire. Tousse beaucoup. Sommets suspects.	Début il y a 5 ans. Incision à droite à cette époque. Il y a 3 semaines poussée ganglionnaire des 2 côtés.	Ganglions tuberculeux du cou des deux côtés. Dégénérescence caséeuse.	Opéré le 12 nov. 1896. Extirpation des 2 côtés. Guérison le 25 nov.	Revu le 1er juillet 1897. Pas de récidive. Etat général amélioré.
Femme 20 ans	Un frère mort de tuberculose pulmonaire.	Rougeole à 9 ans.	Début après un refroidissement en février 1896. Augmentation de volume à chaque période menstruelle avec élévation thermique. Poumons sains.	Ganglions tuberculeux du cou, côté gauche (caséeux).	Opérée le 14 Xbre 96. Extirpation. Guérison le 31 Xbre 96.	Apparition d'un ganglion à droite le 31 Xbre 1896. Pas récidive du côté opéré.

184 *quat.*

Sexe et âge.	Antécédents héréditaires.	Antécédents personnels.	Début de la maladie.	État avant l'opération.	Opérations.	Résultats éloignés.
Enfant 6 ans.	Nuls.	Rougeole en février 1896. Bronchite consécutive. Otite purulente gauche consécutive.	Le 19 mai 1896, petit ganglion dur et profond sous le sterno-mast. à hauteur du larynx.	Ganglion sous-sterno-mastoïdien augmenté de volume.	Le 1er juin 1896. Extirpation. Guérison 3 semaines après.	Revu le 10 juin 1897. Récidive d'un ganglion bien limité, près de la cicatrice.
Homme 16 ans.	Nuls.	Dents cariées (molaires) depuis l'enfance.	Début à la suite de la carie dentaire. Poumons sains.	Ganglions tuberculeux sous-maxillaires gauches (caséeux).	Opéré le 29 mai 1896. Extirpation. Guérison le 10 juin 1896.	Revu en juin 1897, pas de récidive. Etat général bon.
Homme 16 ans 1/2.	Mère morte tuberculeuse. Frère mort de méningite ?	Carie dentaire à 11 ans.	Depuis la carie dentaire. Incision il y a 5 ans et il y a 4 ans. Poumon droit tuberculeux.	Adénites cervicales tuberculeuses gauches (caséeuses).	Opération le 3 juin 1896. Extirpation. Guérison le 15 juin.	Revu guéri en juillet 1897.
Femme 34 ans.	Nuls.	Adéno-phlegmon sous-maxillaire droit en bas-âge. Dents cariées.	En juillet 1895 après influenza plusieurs fois incisée et curetée sans succès. Etat général médiocre.	Enormes ganglions allant de l'apophyse mastoïde à la clavicule ; suppurés fistuleux.	Le 17 juin 1896. Extirpation. Guérison en 18 jours.	Revue en juin 1897. Pas de récidive. Etat général bon. Cicatrice peu visible.
Homme 17 ans.	Nuls.	Ganglions cervicaux à 3 ans. A eu plusieurs angines il y a 2 ans. Maux de gorge fréquents depuis.	Il y a un mois. Après une fatigue ganglion du côté gauche du cou qui a augmenté il y a 15 jours après une angine.	Engorgement ganglionnaire sous le tiers supérieur du sterno-mastoïdien gauche et au niveau de l'angle de la mâchoire. Volume d'un œuf de dinde chapelet ganglionnaire voisin.	Le 6 juillet 1896. Extirpation des ganglions cervicaux gauches. Guérison.	Revu le 25 juin 1897. Pas de récidive.
Femme 17 ans.	Père mort de laryngite tuberculeuse. Mère morte de la poitrine.	Gourme à 4 ans. Carie dentaire à 10 ans.	Début à la suite de la gourme. Fistule, en 15 jours guérison. Il y a 10 jours ganglion à la suite d'amygdalite. Sommet gauche suspect.	Ganglions pré-auriculaire angulo-maxillaire et carotidien gauche ramolli.	Extirpation le 18 juin 1896. Guérison en 15 jours.	Revu le 23 juin 1897. Etat général bon. Pas de récidive. Cicatrice souple.
Femme 33 ans.	Nuls.	Dents cariées. Abcès dentaire à 25 ans. Ganglion sous-angulo-maxillaire à cette époque et qui a régressé.	Début il y a 7 ans. Ganglion sous-angulo-maxillaire augmente et diminue alternativement. D'autres se prennent.	Volumin. paquet ganglionnaire au tiers supérieur du cou, sous le sterno-mastoïdien et s'avançant jusqu'à l'angle mâchoire.	Extirpation le 4 juillet. Guérison le 14 juillet.	Malade a écrit en juin 1197 qu'elle n'avait pas eu de récidive.
Femme 20 ans.	Un frère est mort à 3 ans de convulsions ? Une sœur a eu des ganglions du cou.	Conjonctivite et gourme dans l'enfance. Dents cariées.	Il y a 5 ans, à la suite d'une carie dentaire évolution lente. Sommet du poumon gauche suspect.	Ganglions tuberculeux suppurés du côté droit.	Opérée le 2 juillet 1896. Extirpation. Guérison le 15 juillet.	La malade a eu des phénomènes d'obstruction intestinale en janvier 1897 après avoir avalé un paquet de ficelles. A la suite sa tuberculose pulmonaire a évolué vite. Elle est morte en avril 1897.
Femme 33 ans	Nuls.	Adéno-phlegmon sous-maxillaire gauche il y a 3 ans. Dents cariées. Angine.	Ganglions datent d'il y a 3 ans. Poumons sains.	Ganglions ramollis sous le sterno-mastoïdien gauche.	Extirpation le 6 juillet 1896. Guérison le 14 juillet.	Revue le 18 juin 1897. Pas de récidive. Etat général bon.
Fille 16 ans	Père et mère morts de tuberculose pulmonaire.	Gourme dans l'enfance, stomatite ulcéreuse il y a 3 ans. Dents cariées.	Début à la suite de la carie dentaire en janvier 1896. Poumons sains.	Ganglions tuberculeux sous-maxillaires gauches fistuleux.	Opération le 22 juillet 1896. Extirpation. Avulsion dentaire. Guérison le 1er août 1896.	Revue le 12 juillet 1897. Pas de récidive. Etat général bon.

CONCLUSIONS

I. — Les adénites scrofuleuses cervicales, telles que les comprenaient les anciens, ne constituent pas une entité morbide à part.

Ce qu'il faut entendre par scrofule en général, c'est une prédisposition spéciale, une exagération en quelque sorte du tempérament lymphatique. C'est si l'on veut un état de réceptivité dû à la persistance des irritations.

L'infection banale amène plus facilement chez les scrofuleux une hyperplasie cellulaire dans les ganglions ; cette hyperplasie persiste longtemps et constitue un terrain essentiellement favorable au développement de la tuberculose.

II. — Les portes d'entrée de la tuberculose sont excessivement nombreuses pour l'infection des ganglions du cou. Les plus fréquentes sont : la carie dentaire, les amygdales, les végétations adénoïdes du pharynx, etc...

III. — L'infection se fait là presque toujours par voie lymphatique ; la voie sanguine est possible, mais elle doit être beaucoup plus rare.

IV. — La tuberculose des ganglions cervicaux est une tuberculose locale, et qui peut le demeurer longtemps. Les expériences et la clinique le démontrent.

V. — Spontanément, l'adénite tuberculeuse évolue presque fatalement vers la forme fistuleuse avec caséification et transformation fibreuse. C'est d'une façon toute exceptionnelle qu'elle peut guérir par résorption, ou par calcification. Mais les tubercules calcifiés ont une origine différente de celle des corps calcaires décrits par Schüppel.

VI. — A côté des adénites tuberculeuses suppurées, il y en a quelques unes, très rares à la vérité, qui présentent les caractères cliniques de la tuberculose et que l'expérimentation démontre ne pas être bacillaires.

VII. — Dans la forme suppurée, il peut y avoir une infection secondaire, due le plus ordinairement aux streptocoques ou aux staphylocoques ; mais on voit aussi, surtout chez l'adulte, des collections purulentes à évolution rapide, ayant l'aspect de suppurations chaudes, et qui pourtant ne contiennent que du bacille de Koch.

VIII. — La propagation de la tuberculose des ganglions du cou vers le médiastin est très rare ; en raison même de la disposition des voies lymphatiques, elle se fait plutôt vers l'aisselle.

IX. — Le traitement le meilleur des adénopathies cervicales tuberculeuses, est l'extirpation, à condition de

la faire complète. Elle est facile dans les cas non suppurés ; dans les autres, les difficultés qu'elle présente
sont loin d'être insurmontables.

Les injections interstitielles lui sont très inférieures. Il
faut les réserver pour les malades qui ne veulent pas
être opérés, et pour ceux dont l'état général ne justifie-
rait pas une intervention sanglante.

PLANCHE

Fig. 1. — Coupe d'un ganglion lymphatique humain normal. (Hématéïne, Eosine).

Fig. 2 et 3. — Lésions tuberculeuses au début, cellules géantes dans les follicules lymphatiques, (Hématéïne, Eosine. Hématéïne).

Fig. 4. — Tuberculose ganglionnaire avec une cellule géante énorme, (Hématéïne Eosine).

PLANCHE II

Fig. 1. — Tuberculose ganglionnaire ; forme fibreuse, cellule géante marquant le vestige d'un follicule lymphatique (Hématéïne, Eosine).

Fig. 2. — Tuberculose ganglionnaire. — Forme caséeuse (Hématéïne, Eosine).

Fig. 3. — Tuberculose ganglionnaire. — Forme calcifiée.

Fig. 4. — *a*) Corps calcaire en couches concentriques, contenant des noyaux.

b) Corps calcaire en couches concentriques, ne contenant pas de noyaux.

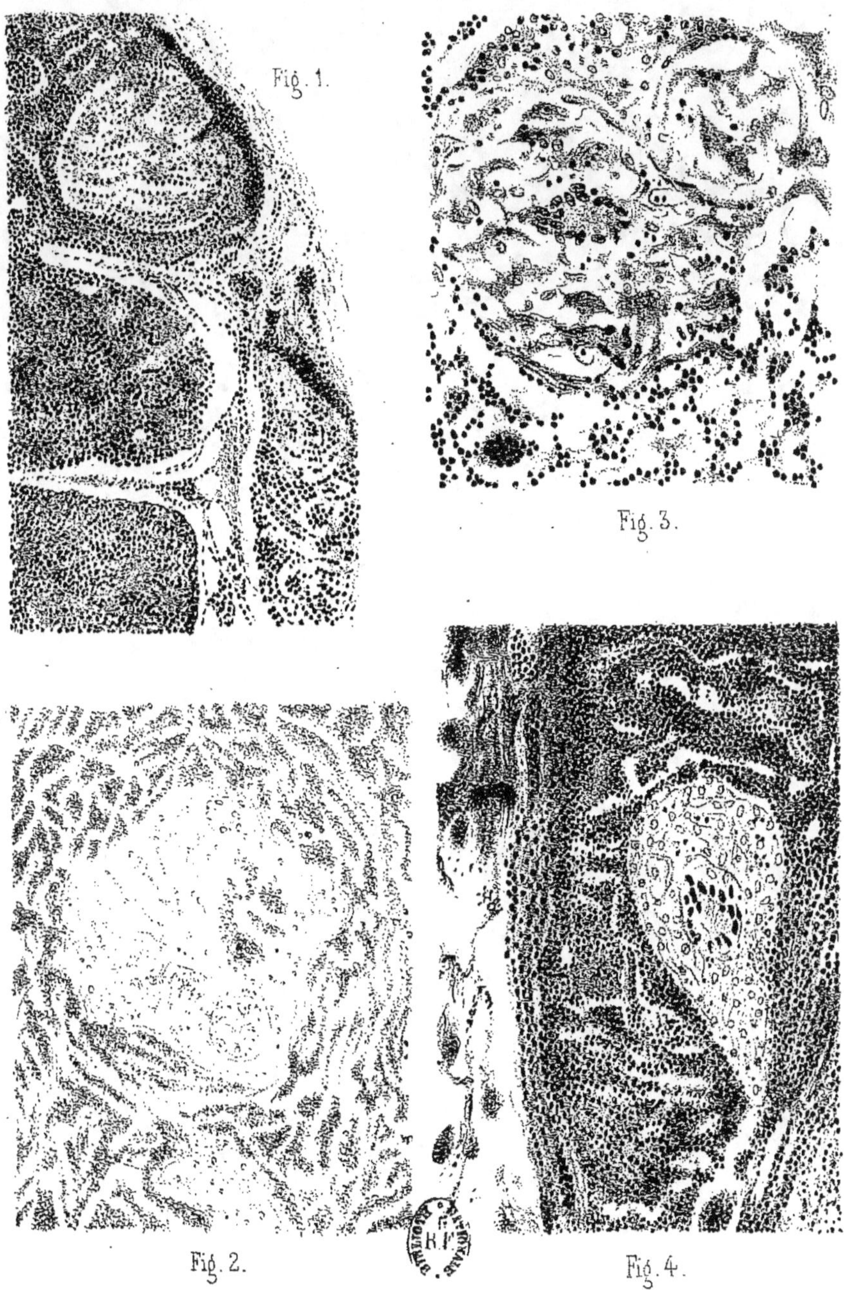

Imp. A. Lafontaine & Fils Paris.

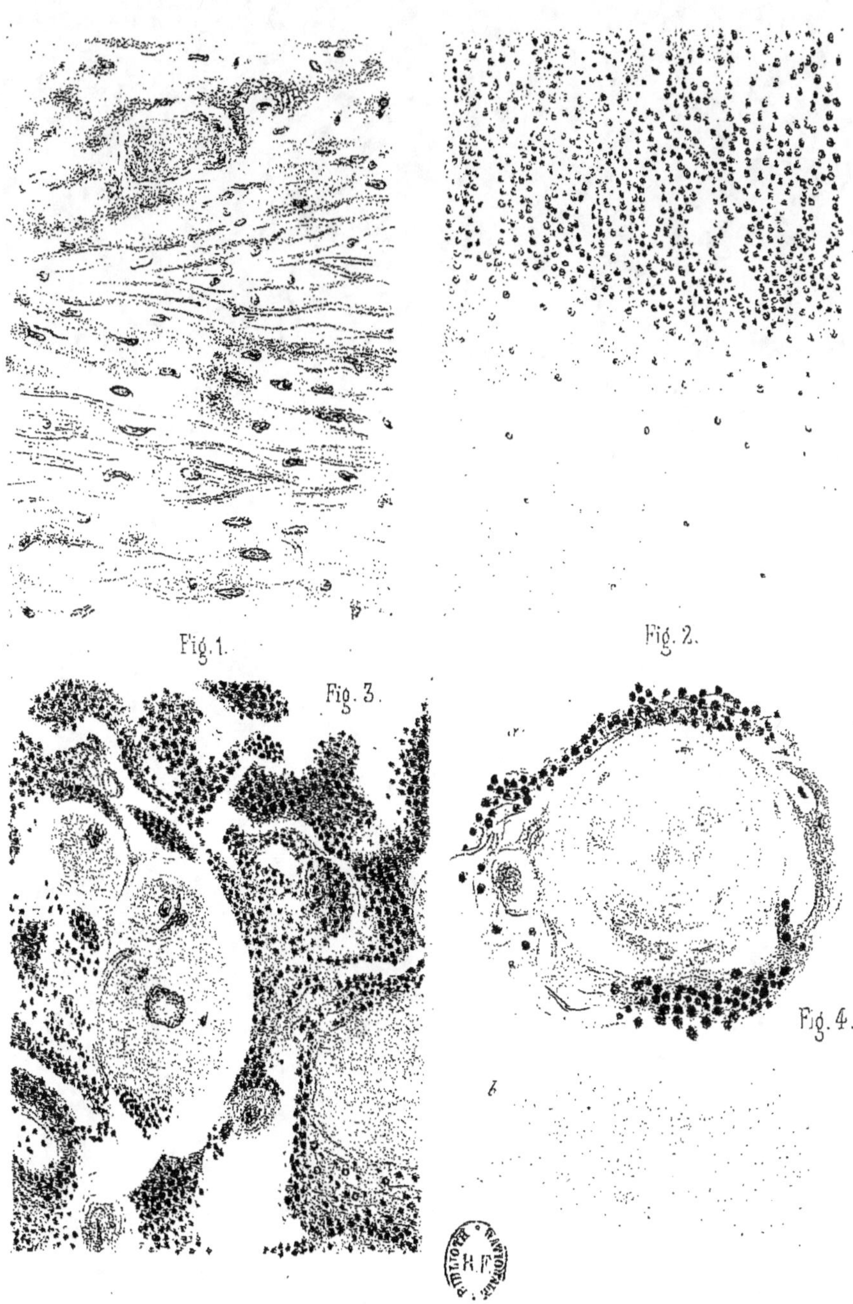

Pl. II.
Fig.1.
Fig.2.
Fig.3.
Fig.4.

OUVRAGES A CONSULTER

ALBERTIN. — Arch. prov. de Chir., avril 1895.

ARLOING. — Leçons sur la tuberculose, recueillies par J. Courmont, Paris, 1892.

ARIARI ANGÉLO. — Gaz. médical Conf. Milan, 8 août 1885.

BABÈS et PROCA. — Zeitsch. f. Hyg. u. Infectionskr., XXIII, 3,
1896.

BAYER. — Arch. f. klin. Chir., XLIX. B^d 3, 4.

BERCHON. — Th. de Paris, 1894.

BINET. — Th. de Paris, 1894.

BORREL. — Annales de l'Institut Pasteur, 1893 et 1894.

BOUJU. — Thèse de Paris, 1892.

BRINDEL. — Soc. franç. d'otologie, larÿng. et rhinol. (Session
de mai 1896).

BRODIER (H.). — Traité de chirurgie clinique et opératoire de
Le Dentu et Delbet.

BRUHN (Th.). — Beiträge zur Statistik der Extirpation tuber-
kulöser Lymphdrüsentumoren. Kiel. 1887.

CASTAN. — Th. de Montpellier, 1888-1889.

CAZIN. — De l'influence des bains de mer sur la scrofule des
enfants, Paris, 1885.

CHARVOT. — Revue de Chir., 1884.

CHAUVEL. — Bull. de la Soc. de chir., t. X, 1884.

CHRÉTIEN. — Gaz. Hebd. de méd. et de chir., 8 janvier 1886.

Colas. — Th. de Lille 1881.

Combemale. — Revue de méd. 1892.

Cornet. — Centr f. Chir., n° 29, 1889.

Cornil et Babès. — Bull. de l'Académie de médecine, mai 1883

Cornil et Dobsoklowsky. — Congrès de tuberculose, 1888.

Couvreur. — Th. de Paris, 1892.

Cruveilhier. — Traité d'anat. descript. 5ᵉ édition, tome III.

Czaplewski. — Die Untersuchung des Auswurfs auf. Tuberkel-
    bacillen. Iéna 1891.

Debierre. — Gaz. hebd. de méd. et de chir. 20 août 1892.

David. — Thèse de Paris, 1891.

Dennetières. — Journ. des sc. méd. Lille. 6 juillet 1888.

Duhamel. — Th. de Paris, 1895.

Duval. — Précis d'histologie. Paris 1897.

Dieulafoy. — Bull. de l'Académie de méd. (30 avril-7 mai 1893).

Dmochowski. — Zieglers Beiträge zur anat. Pathol. B. 16.

Dollinger. — Centralbl. f. Chirurgie, 8 septembre 1894.

Dubard. — Bourgogne médicale juin et septembre 1895.

Duplay. — France médicale, 1892,

Erlich. — Deutsche med. Wochenschrift. 1883.

Etienne (G.). — Annales de dermat. et de syphiligr. mai 1896.

Fayet. — Th. de Paris, 1895.

Gaudemard. — Th. de Bordeaux, 1893.

Gerota (D.). — Zur Technik der Lymphgefässinjection, eine
    neue Injectionmasse für Lymphgefässe. Polychrome
    Injection. Anat. Anzeiger, XII, 8, 14 avril 1896.

Gerszewski (W. von). — Th. de Königsberg, 1896.

Gottstein. — Berlin. Klin. Wochenschr. 3-10 août 1896.

Grasset (Paul). — Th. de Paris, 1894.

Guillermet. — Th. de Lyon, 1889-90.

Helme. — Soc. franç. d'otologie, laryng. et rhinol. (session de
    mai 1896).

Jeannel. — Encyclop. intern. de chir. T. V.

Kiener. — Bull. et mémoires de la Soc. méd. des hôp., 1880.

Korsakoff. — Bull. médical, 1889.

Krueckmann. — Virch. Arch. B., 138, 1894.

Labat-Labourdette. — Th. de Bordeaux, 1892-93.

Lannelongue et Achard. — Revue de la tuberculose, avril 1896.

Larrey (H.). — Mémoires de l'Acad. de méd. T. XVI, 1851.

Lavarenne (de). — Presse méd. 2 mai 1893.

Le Dentu. — Presse médicale 1894. — p. 238.

Legueu et Marien. — Presse méd. 15 juillet 1896.

Leray. — Th. de Paris, 1896.

Lermoyez. — Presse méd. 266 et 1895.

—   Bull. et mémoires de la Soc. Méd des Hôp. 20 juillet 1894.

Magner. — Journ. de méd. militaire de Dehorne 1774.

Manson. — Th. de Paris, 1895.

Marfan et Apert. — Revue mensuelle des maladies de l'enfance juin 1896.

Mascagni. — Vasorum lymphaticorum corporis humani historia et iconographia 1787.

Mauclaire. — Gazette des hôpitaux 1894.

Metchnikoff. — Virchow's arch. 1883 Bd, 113.

Mollière. — Pro. méd. oct. 1887.

Moulin (du). — Journ. des connaiss. méd. 1884.

Nannotti (A). — Policlinico 1er oct. 1896.

Nélaton. — Semaine médicale 1890.

Nicaise. — Assoc. franc. pour l'avancement des Sc. 1889.

Nocard et Roux. — Annales de l'institut Pasteur. T. 1. 1887.

Panck. — Arch. gén. de 1884. T. IV série IV.

Pechaud. — Th. de Paris 1892,

Poulet. — Arch. de méd. et de pharm. militaire, 1884, T. III.

Pozzi. — Comptes-rendus de la Soc. de chir. 1885. p. 156.

PLUDER ET FISCHER. — Arch. f. Laryngologie. Fasc. 3, T. 4.

POTIN (Ch.) — L'habitus dans les maladies scrofuleuses. Paris 1879.

RICARD. — Congrès franc. de chirg., 12 oct. 1889.

RIEDEL. — Deutsche Chir. die Billroth. u. Lücke lief, 34, 1882.

KOGIRS. — New-York med. Journ., 25 juin 1887.

ROHRBACH. — Beiträge z. klin. Chir., XVII-3-1897.

RUGE. — Arch. f. Pathologie, Anat und Physiol. CXLIV-3.

SACAZE. — Arch. de méd. expérimentale janvier 1894.

SCHLENKER. — Ueb. Mandeltuberkulose und Halsdrüsenerkrankung. Arch. 134 Bd. 1893.

SCHUCHARDT UND KRAUSE. — Forts. d. med. Nr. 9 1893.

SCHUPPEL. — Lymphdrüsen tuberculose. Tübingen. 1871.

SEGOND. — Gazette des hôpitaux. 4 avril 1889.

SHINWEL. — Medical News. 16 mars 1891.

STARK. — Beiträge z. klin. Chir. XVII, 1, 1896.

STRASSMANN. — Virch. Arch. bl. 1896.

STRAUSS. — Sem. méd. 2 février 1897.

— Annales des mal. de l'oreille et du larynx n° 2 1895.

— La tuberculose et son bacille, Paris 1895.

STUBENRAUCH. — Arch. f. klin. Chir XLVII, 3-4 1894.

SUCHAMECK. — La scrofule dans ses rapports avec la tuberculose latente des amygdales et des ganglions lymphatiques du cou et des organes voisins. Halle in-8°.

SWYNOS. — Th. de Paris 1895.

TESTUT. — Traité d'anatomie humaine. 2ᵉ édition. Tome II.

TERRIER. — Soc. de chir. 1889.

TCHISTOVITCH. — Annales de l'Institut Pasteur 1889.

THOST. — Monatsch. f. Ohrenheilk. 1896 n° 1.

TRÉLAT. — Clinique chirurgicale, Paris, 1891.

WALTHER. — Tr. de chir. clinique et opératoire de Duplay et Reclus, t. V.

VASSILIEW. — Th. de Genève, 1892.

WELCHER. — Zieglers Beitrage, 1895.

VERNEUIL. — 2ᵉ Congrès pour l'étude de la tuberculose. Paris 28 juillet 1891.

VIDAL. — Th. de Paris, 1891.

VILLÉMIN. — Etudes sur la tuberculose, 1868.

WILLERD. — Centralb. f. Chir. 1895, n° 47.

VOLLAND. — Zeitsch. für klin. Med. XXIII.

WOHLGEMUTH. — — Inaugural Dissertat. Berlin, 1889.

YOCOM. — New-York med. Jour. 11 janv. 1896, n° 1.

ZANDY. — Arch. für klinische Chirurgie 1896 n° 1.

ZIEGLER. — Lehrbuch der speciellen patologischen Anatomie Iéna 1886.

H. JOUVE, impr. de la Faculté de médecine de Paris, 15, rue Racine.